Fátima Aparecida Ferreira Teixeira de Carvalho
Marcos Montani Caseiro
Sergio Olavo Pinto da Costa

A Tuberculose através dos séculos no município de Santos, 1854-2010

Fátima Aparecida Ferreira Teixeira de Carvalho
Marcos Montani Caseiro
Sergio Olavo Pinto da Costa

A Tuberculose através dos séculos no município de Santos, 1854-2010

Série histórica para a Mortalidade no município de Santos, São Paulo, Brasil, 1854-2010

Novas Edições Acadêmicas

Impressum / Impressão

Bibliografische Information der Deutschen Nationalbibliothek: Die Deutsche Nationalbibliothek verzeichnet diese Publikation in der Deutschen Nationalbibliografie; detaillierte bibliografische Daten sind im Internet über http://dnb.d-nb.de abrufbar. Alle in diesem Buch genannten Marken und Produktnamen unterliegen warenzeichen-, marken- oder patentrechtlichem Schutz bzw. sind Warenzeichen oder eingetragene Warenzeichen der jeweiligen Inhaber. Die Wiedergabe von Marken, Produktnamen, Gebrauchsnamen, Handelsnamen, Warenbezeichnungen u.s.w. in diesem Werk berechtigt auch ohne besondere Kennzeichnung nicht zu der Annahme, dass solche Namen im Sinne der Warenzeichen- und Markenschutzgesetzgebung als frei zu betrachten wären und daher von jedermann benutzt werden dürften.

Informação biográfica publicada por Deutsche Nationalbibliothek: Nationalbibliothek numera essa publicação em Deutsche Nationalbibliografie; dados biográficos detalhados estão disponíveis na Internet: http://dnb.d-nb.de. Os outros nomes de marcas e produtos citados neste livro estão sujeitos à marca registrada ou a proteção de patentes e são marcas comerciais registradas dos seus respectivos proprietários. O uso dos nomes de marcas, nome de produto, nomes comuns, nome comerciais, descrições de produtos, etc. Inclusive sem uma marca particular nestas publicações, de forma alguma deve interpretar-se no sentido de que estes nomes possam ser considerados ilimitados em matérias de marcas e legislação de proteção de marcas e, portanto, ser utilizadas por qualquer pessoa.

Coverbild / Imagem da capa: www.ingimage.com

Verlag / Editora:
Novas Edições Acadêmicas
ist ein Imprint der / é uma marca de
OmniScriptum GmbH & Co. KG
Heinrich-Böcking-Str. 6-8, 66121 Saarbrücken, Deutschland / Niemcy
Email / Correio eletrônico: info@nea-edicoes.com

Herstellung: siehe letzte Seite /
Publicado: veja a última página
ISBN: 978-3-639-61383-4

DEDICATÓRIA

A todos os pacientes que protagonizaram esta história e aos pesquisadores que ajudaram a desmistificar o mal do século: a tuberculose.

RESUMO

Com o objetivo de caracterizar a trajetória histórica (Série histórica) dos casos de tuberculose no Município de Santos, São Paulo, Brasil no período de 1854-2010, foram calculados os coeficientes de mortalidade, incidência e a letalidade para caracterizar os períodos relacionados a alterações significativas no comportamento da tuberculose. Trata-se de um estudo descritivo, de tendência histórica. Este tipo de estudo se refere a análise das mudanças de frequências de uma doença (Incidência, mortalidade) com fonte de dados secundários sem exposição de nomes, endereço ou contato com os pacientes, coletados em bancos de dados oficiais e de domínio público, mantendo o anonimato das pessoas.Foram verificadas diferentes tendências: Mortalidade - de 1854 a 1894, alta e tendência em ascensão (1º período); 1895 a 1947, decréscimo lento (2º período); 1949 a 2010, decréscimo acentuado (3º Período). De 1984 a 2001 houve uma tendência da mortalidade a crescer novamente. Os anos de 1945 a 1985 marcaram período de acentuada queda para a tuberculose gerada pelas melhorias sociais, pela introdução de recursos terapêuticos, e pela ampliação da cobertura dos serviços de saúde. O aumento da tuberculose, de 1985 a 2001, pode estar refletindo a crescente prevalência da co-infecção por Mycobacterium e por HIV. Letalidade - queda acentuada em 1922 e mantendo-se constante por volta de 12% no restante do período. De 1997 a 2009 cai para menos de 2%. Tivemos este impacto grande na letalidade a partir de 1998 com a busca ativa de comunicantes e com a implantação da estratégia DOTS. Incidência – a não disponibilidade de alguns períodos prejudicaram uma análise mais detalhada.

Palavras-chave: Tuberculose, Epidemiologia, Mortalidade, Incidência, Letalidade, Município de Santos.

ABSTRACT

In order to characterize the historical trajectory (Historical series) of tuberculosis cases in Santos, city in São Paulo, Brazil from 1854 to 2010, mortality rates, incidence and mortality were calculated to characterize the periods related to significant changes behavior of tuberculosis. This is a descriptive study of the historical tendency. This kind of study refers to analysis of frequent changes of disease (incidence, mortality) with secondary database with not exposition about the names, address or contact with patients, collected in official databases and public domain, keeping the anonymity of persons. Different tendencies were observed: Mortality - 1854-1894, high and rising trend (1st period); 1895-1947, slow decrease (2nd period), 1949-2010, marked decrease (3rd Period). From 1984 to 2001, there was a tendency of mortality to grow again.The years 1945-1985 marked the period of sharp decline for TB generated by social improvements, the introduction of therapeutic resources, and by expanding the coverage of health services.The increase of tuberculosis, 1985-2001, may reflect the increasing prevalence of co-infection with HIV and Mycobacterium. Lethality - sharp fall in 1922 and remaining steady around 12% in the rest of the period. From 1997 to 2009 drops to less than 2%. We had this great impact on mortality from 1998 with the active search for and communicating with the implementation of the DOTS strategy. Incidence - the non-availability of some periods hampered a more detailed analysis.

Keywords: Tuberculosis, Epidemiology, Mortality, Incidence, Lethality, Municipality of Santos.

LISTA DE ABREVIATURAS

AIDS - Síndrome da Imunodeficiência Adquirida

BAAR - bacilos álcool-ácido resistentes

BCG -BacillusCalmette-Guérin

BK - Bacilo de Koch

CCIH - Comissões de Controle de Infecção Hospitalar

CID - Classificação Internacional de Doenças

DATASUS - Banco de Dados do Sistema Único de Saúde

DNC - Doença de Notificação Compulsória

DOTS - Tratamento Curto Diretamente Observado

FUNDAÇÃO SEADE – Fundação Sistema Estadual de Análise de Dados

HIV - Vírus da Imunodeficiência Humana

HAART – Terapia Antiretroviral Altamente Ativa

IDH - Indice de Desenvolvimento Humano

MDR - Resistentes às Múltiplas Drogas

OMS - Organização Mundial de Saúde

PACS – Programa de Agente Comunitário de Saúde

PNCT - Programa Nacional de Controle da Tuberculose

PNUD - Programa das Nações Unidas para o Desenvolvimento

PSF – Programa Saúde da Família

SES - Secretária de Estado da Saúde

SEVIEP - Seção de Vigilância Epidemiológica

SIM - Sistema de Informações sobre Mortalidade

SINAN - Sistema de Informações de Agravo de Notificação

SPPT - Sociedade Paulista de Pneumologia e Tisiologia

SUS - Sistema Único de Saúde

LISTA DE TABELAS

LISTA DE GRÁFICOS

LISTA DE FIGURAS

SUMÁRIO

1 INTRODUÇÃO

A história revelou uma série de fatos sobre a tuberculose em diferentes décadas e, como estas foram administradas pela clínica médica. Foram encontradas, no período estudado, quatro representações diferentes para a tuberculose, ou seja, a doença estava ligada a hereditariedade (o adoecimento de várias pessoas da mesma família, ao mesmo tempo, levava os médicos da época a considerarem a tuberculose como hereditária); a de uma visão romântica da doença (do amor transformado, a imagem de um "tuberculoso" estava associada à ideia de sensibilidade às artes, ao amor, ao refinamento dos sentimentos e passou a ser, no século XIX, uma forma valorizada de estética); a doença como mal social (a degeneração do indivíduo reunia ideias que demarcavam os comportamentos sociais (estilo de vida) e as condições de vida (moradia, higiene, trabalho) como relevantes para o adoecimento; e a doença como responsabilidade do indivíduo (a culpa, nesse caso, recaía sobre o indivíduo à medida que o adoecimento era consequência dos maus hábitos, das péssimas condições de higiene e de vida) (GONÇALVES, 2000). Entretanto, a incidência da tuberculose sempre esteve relacionada às condições de vida da maior parte da população.

Desde as políticas higienistas do século XIX aos dias atuais com as campanhas de combate e controle da tuberculose, observou-se uma constante mudança de foco: destacavam-se ora as visões sociais (ambiente, trabalho, habitação), ora as individuais (fluidos corporais, estilo de vida) na forma de prevenção e de cura da moléstia. As diferentes concepções da tuberculose e de saúde influenciaram a forma como a medicina e os indivíduos doentes a percebiam e a tratavam (GONÇALVES, 2000).

11

Fatos históricos mostram que ao decorrer do século XIX, os serviços de saúde eram muito precários e as dificuldades em relação à higiene e à urbanização, nos grandes centros, ficavam sob encargo de autoridades locais (GONÇALVES, 2000). A saúde pública priorizava os interesses econômicos e políticos das classes dominantes. Dessa forma, a população carente ficava aos cuidados de entidades filantrópicas ligadas à Igreja Católica.

No campo institucional foram as Santas Casas de Misericórdia que assistiram aos tuberculosos desde a colonização do Brasil até a fundação de sanatórios e dispensários.

1.1 Interpretação dos Médicos Brasileiros sobre a Tuberculose

Desde 1850 houve um crescimento da incidência de tuberculose no Brasil. Por volta do século XIX (1860), a medicina associava a tuberculose (tísica) "diretamente às condições de miséria em que vivia a população" (Chalhoub, 1996).

No entanto, somente em 1868, o médico alemão Otto Wücherer, residente na Bahia e um dos mais famosos médicos no Brasil, levantaram a questão de qual seria a causa de tal incidência. Lembra Sheppard (2001) que Otto arguiu a noção europeia de que "a doença era rara nos trópicos, reconheceu que era uma doença tida como das cidades e achava que os mais suscetíveis a ela teriam herdado tal suscetibilidade".

E continua a autora assegurando que, após dez anos dos questionamentos de Otto Wücherer,

> [...] o médico Alves da Silva, em sua tese, expressa horror ao ver o crescimento da doença na cidade do Rio de Janeiro e culpa a pobreza, ao afirmar que "a doença tinha uma predileção pelos pobres". E afirmava que "dieta sem nitrogênio aumentava a suscetibilidade das pessoas à doença". Alves da Silva considerava "a dieta da classe pobre urbana tão deficiente que não dava para compensar as perdas orgânicas diárias, causadas pelo trabalho árduo e pelo calor excessivo" (SHEPPARD, 2001).

12

Outra linha de estudiosos acreditava que a tuberculose estava intrinsecamente ligada à hereditariedade e às condições de vida, taiscomo habitação e trabalho.

Gonçalves (2000) alerta que:

> A partir do final do século XIX, a ideia de hereditariedade ligou-se intimamente à de degeneração, visto que estas duas concepções coexistiam. O adoecimento de várias pessoas da mesma família, ao mesmo tempo, levava os médicos da época a considerarem a tuberculose como hereditária (GONÇALVES, 2000, p. 311).

Para a autora, "as condições e os hábitos de vida eram também, de modo geral, considerados importantes para a determinação da enfermidade". Todavia, Gonçalves enfatiza que:

> A teoria predominante definia a tuberculose como uma doença "da constituição", ou seja, nascia-se com o organismo predisposto ou com a moléstia. Talvez esta ideia tenha-se formado devido ao fato de muitas crianças nascerem doentes ou mortas, quando a mãe sofria do mal. (GONÇALVES, 2000, pp. 311-312).

A visão social a respeito da saúde pública fomentava a destruição dos cortiços que eram vistos como lugares de acúmulos de sujeira e perigo social, local de pessoas perigosas que conspiravam contra o governo.

Dentre as preocupações vigentes na época, a tuberculose não figurava como epidemia que necessitava de controle, como a febre amarela.

Gonçalves (2000, p. 314) avalia que: "Encarar o problema da possibilidade de disseminação da tuberculose, que já matava muito, era considerar outros aspectos importantes para a solução do problema".

Naquela época não havia métodos pelos quais os médicos pudessem diagnosticar ou medidas terapêuticas eficazes para combater a tuberculose. O agente causador da doença era desconhecido e os médicos não sabiam como lidar com a doença.

Para Gonçalves (2000, p. 315) as atuações no campo leigo e médico "variavam de acordo com o que julgavam ser a causa do mal e a melhor forma de combatê-lo".

Guimarães (1990) traz em seu artigo o depoimento de um médico datado de 1876, que escreveu:

> Entre nós, desde muito cedo, começam os jovens a se entregar ao estudo do piano. Este estudo, sendo contínuo, determina o aparecimento da tísica onde houver predisposição, por causa da posição do corpo, pelo exercício muito ativo dos braços e pela impressionabilidade nervosa que produz. Devemos aqui falar da masturbação que lavra na mocidade, principalmente em alguns colégios de educação, aonde além destas e de outras causas morbigênicas nota-se a alimentação insuficiente e uniforme, o acúmulo nas aulas e dormitórios, a má distribuição das horas de trabalho e de recreio etc.", mas de expressar e de entender a doença, nos anos subsequentes (GUIMARÃES, 1990).

Destarte, no ano de 1880, a escrófula foi considerada, pela primeira vez, uma forma de tuberculose.

Cabe destacar o relevante trabalho desenvolvido pelo Dr. Francisco da Rocha Lima, filho de um dos mais respeitados médicos da Bahia, que, conforme explanado por Sheppard (2001, p. 173) achava que "esta forma de tuberculose era causada pela pobreza, má nutrição e o ar abafado inalado pelos que moravam em lugares de superpopulação".

Para Campos:

> As diretrizes internacionais firmadas no final do século XIX para o combate à tuberculose estiveram centradas em dois estabelecimentos: o dispensário e o sanatório. Enquanto o primeiro se dedicava à procura dos focos de contágio, à difusão de noções de higiene e à prestação de assistência médica e social aos doentes inscritos, o segundo estava voltado ao isolamento hospitalar e tratamento continuado. Através desse binômio, pretendia-se dificultar a disseminação da enfermidade (CAMPOS, 1965, p. 223).

Foi somente depois da descoberta do bacilo de Koch e após a virada do século XX, que o grande volume de trabalhos sobre tuberculose começou a aparecer no Brasil.

14

Relembra Sheppard (2001) que o médico Victor Godinho, em 1904, um dos diretores da *Revista Médica de São Paulo*, referiu-se à tuberculose como "*a praga do pobre*". Ele culpava as moradias lotadas, a falta de higiene e nutrição deficiente das pessoas por esse fenômeno.

Próximo à virada do século, o Brasil passava por mudanças tais como a substituição nas plantações de café dos trabalhadores da raça negra pelos italianos e outros imigrantes europeus, causando a falsa impressão de que a diminuição dos casos de tuberculose estaria ligada à diminuição da população negra.

Em 1905, Azevedo Lima, médico do Rio de Janeiro e presidente da Liga Brasileira contra a Tuberculose, observou que a doença atacava o pobre como uma combinação de "forças sociais": "casas sujas e insalubres, nutrição deficiente, alcoolismo, trabalho excessivo, em suma todas as condições que abatem o organismo e lhe tiram a resistência". (SHEPPARD, 2001, p. 174).

As ideias de Azevedo Lima foram endossadas, em 1907, pelo Dr. Mariano Dias, do Rio de Janeiro, que acreditava que a pobreza criava condições para a doença. Sheppard (2001) lembra que Mariano Dias argumentou:

> [...] ser somente pobreza e não raça que predispunha uma pessoa a contraí-la, bem como a frequência com que se expunha à doença. Sendo assim, aqueles que frequentavam igreja, teatro e outros ajuntamentos públicos correria maiores risco de contrair tuberculose, se comparados aos que não frequentavam lugares de grande concentração humana. (SHEPPARD, 2001).

Antunes et al. (2000, p. 369) referem que:

> Até o início dos anos 1920, a ação governamental em saúde estivera dirigida preferencialmente às doenças de caráter epidêmico, como a varíola, a peste e a febre amarela, cujo impacto sobre a população ameaçava as políticas de incentivo à migração e ao desenvolvimento agrário.

Para os autores os atendimentos aos tuberculosos "ficava concentrado nas Santas Casas, onde, no entanto, não havia áreas reservadas para o isolamento de doentes infectantes". (ANTUNES et al., 2000, p. 369) e enfocam que:

As primeiras iniciativas voltadas à organização de serviços diferenciados de atenção aos tuberculosos foram movidas no campo da filantropia, em especial por intermédio da Liga Brasileira contra a Tuberculose, no Rio de Janeiro e, em São Paulo (ANTUNES et al., 2000, p. 272).

De forma sucinta, com o advento do século XX, alguns médicos brasileiros não consideravam raça um fator válido em suas explicações sobre a alta mortalidade das pessoas da raça negra vitimadas pela tuberculose.

Um desses artigos, escrito pelo diretor do Ambulatório Pediátrico do Hospital-Maternidade do Rio de Janeiro, Dr. R. Carneiro, referia sobre o alto índice de tuberculose entre a juventude brasileira, frequência revelada pela reação ao teste de Pirquet.

Em sua explanação o médico afirmou que 70% das vítimas da tuberculose eram da raça negra e prosseguiu observando que estes cuidavam dos brancos, em outras palavras ele afirmava que algo deveria ser feito para proteger as crianças brancas cujos empregados eram da raça negra.

Sugeriu ainda o médico, em seu artigo, que as crianças saudáveis necessitavam permanecer afastadas das doentes.

Essas declarações causaram alarme e o médico, posteriormente, enfocou que o desenvolvimento da praga branca ocorria em crianças da classe desprovida, enfocando dessa forma que o grande problema era a pobreza.

Esses fatos marcantes foram amplamente defendidos por Azevedo Sodré (Figura 1), médico carioca que, em uma monografia de 1918, demonstrava ambivalência em suas explicações a respeito dos índices de mortalidade causados pela tuberculose.

Convém mencionar que o Doutor Azevedo Sodré publicou vários livros e artigos sobre política sanitária e educação, e sobre enfermidades como cólera, doenças intestinais, tuberculose, malária, ancilostomíase e, especialmente, febre amarela, que estudou em colaboração com Miguel Couto.

16

Sheppard (2001) refere que:

Ele argumentava que a tuberculose era "mais danosa precisamente naquelas cidades onde o contingente de negros e mulatos era maior". Ele também se referia especificamente à "suscetibilidade exagerada dos mestiços e negros em contrair a doença" (SHEPPARD, 2001, p. 180).

O médico teve papel destacado na vida médica brasileira e foi um dos fundadores da Sociedade de Medicina e Cirurgia do Rio de Janeiro, criou a Sociedade dos Internos dos Hospitais, fundou *O Brazil-Médico, Revista Semanal de Medicina e Cirurgia*, e foi professor de patologia interna da Faculdade de Medicina do Rio de Janeiro durante muitos anos o principal periódico médico do país.

Destarte, quando o Doutor Azevedo Sodré atribui "a qualidade letal da doença a outros fatores, tais como o clima, trabalho excessivo, alcoolismo e práticas de higiene inadequadas", afirma Sheppard (2001, p. 181), aparece à ambivalência.

O médico mineiro e sanitarista Belisário Penna, um dos fundadores da Liga de Saneamento do Brasil, durante o ano de 1918, argumentava de forma preconceituosa sobre a mortalidade de pessoas da raça negra pela tuberculose. Suas conclusões lembravam as dos médicos americanos advindas do período da peste negra posterior à escravidão.

Penna perpetrou levantamento da população negra no Brasil e concluiu tristemente que ela estava sendo "devastada" não somente pela tuberculose, mas também pela sífilis, doença de Chagas, filaria e vermes.

Sheppard (2001) relembra que o Dr. Penna utilizava fortes argumentos acreditando que a doença dos negros se tratava devido seus traços morais. O médico dizia que:

> Como escravos, os negros haviam sido submetidos a "uma disciplina de trabalho forçado", e em retorno, eram mantidos relativamente bem nutridos, tinham roupa e casa. Com a abolição, contudo, "centenas de milhares de indivíduos ignorantes" tornaram-se livres para se espalhar em todas as direções e caíram nos vícios do "alcoolismo e orgias". Resumindo, eles rapidamente retornaram a um "estágio selvagem" e, como consequências tornaram-se anêmicos e mais suscetíveis às doenças (SHEPPARD, 2001, p. 182).

Posteriormente observou-se que a melhora da saúde de todos os brasileiros decorreria de melhoria no sistema sanitário e acompanhado de melhor nutrição. A confusão do Dr. Penna parece advir da sua impossibilidade de distinguir os argumentos biológicos dos morais.

A partir de 1918, ponto de transição na percepção, por parte da comunidade médica brasileira, da etiologia da doença que mais afligia o país, os médicos

18

abancaram a se fixar, de uma maneira crescente, à raça como explicação da incidência de tuberculose entre parte da população.

Os títulos e o conteúdo dos artigos das revistas médicas publicadas nas cidades do Rio de Janeiro e da Bahia indicam que os médicos brasileiros tinham se sensibilizado a respeito dos problemas de morbidade e mortalidade diferencial entre as raças. Alerta Sheppard (2001, p. 191) que "isto não quer dizer que os médicos nestas comunidades tivessem se convertido ao racismo científico em geral ou darwinista em particular".

Na verdade, havia apenas alguns poucos exemplos de postura racial nas explicações médicas em relação à experiência de doenças diferentes entre as raças do Brasil depois de 1918.

Em uma palestra, intitulada "Epidemiologia da Tuberculose sobre o Ponto de Vista Brasileiro" durante o Segundo Congresso Pan-Americano da Tuberculose, proferida e publicada em 1929, o Dr. Antonio Ferrari declarou que a raça negra podia ter desenvolvido resistência à infecção pela tuberculose, mas as condições das plantações destruíram suas chances. Seu ponto de vista associava ambiente e hereditariedade.

Esse congresso foi presidido pelo médico carioca Antonio Cardoso Pontes, que havia recebido diploma de Honra por seus trabalhos sobre a biologia do Bacilo de Koch.

No que se refere à resistência à doença pelos negros, segundo os estudos de Sheppard (2001, p. 191), os escravos africanos,

> (...) Habitavam lugares imundos, superpovoados e de grande promiscuidade, foram devastados pelas doenças a ausência de cuidados médicos efetivos, agravada por nutrição deficiente, e o estado etílico dos escravos, geralmente intoxicados por alcoolismo. Tudo isso destruiu a resistência da raça à doença. Esta raça, desde o início, já era congenitamente suscetível.

19

Convém lembrar que com a abolição da escravatura e a imigração constante de estrangeiros, o Rio de Janeiro teve um grande crescimento demográfico. Grande parte dos escravos libertos rumou para a cidade onde não encontravam empregos e tinham que viver na miséria, no desemprego e no subemprego. Além da pouca oferta de trabalho, também havia a concorrência com os estrangeiros que levavam vantagem sobre os negros por serem brancos e terem melhor educação. Assim, a população pobre se amontoava em cortiços (Figura 2) totalmente insalubres onde a cada dia aparecia uma nova epidemia.

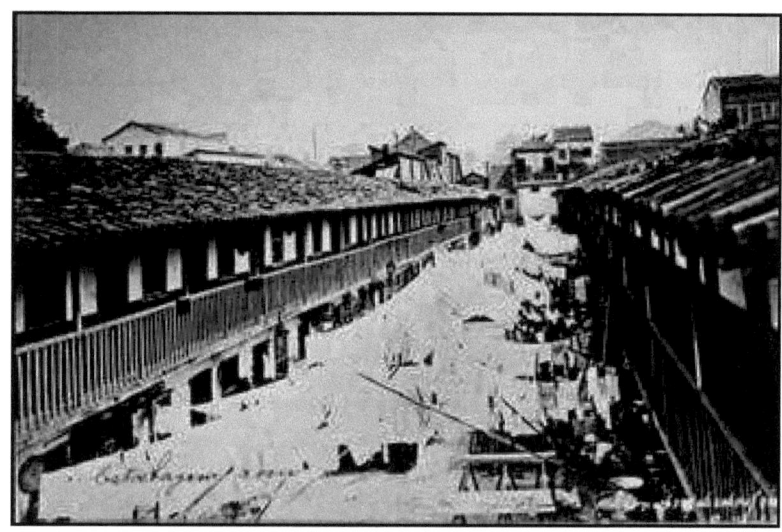

Figura 2: Cortiço na Rua Visconde do Rio Branco, Rio de Janeiro, 1906.
Fonte: Disponível em: <http://educacao.uol.com.br/portugues/cortico-azevedo.jhtm>.

Por todas estas razões, Ferrari acreditava que a raça africana era um campo fértil para a tuberculose se incubar, florescer e se expandir, já que as condições de vida das grandes cidades industriais brasileiras, onde eles viviam eram uma réplica da vida nas plantações.

Ferrari afirma que:

> A tuberculose, como outras doenças infecciosas, quando atacam uma raça por muitos séculos, preparam no organismo daquela raça fatores orgânicos de defesa contra o ambiente da doença, uma consequência da lei biológica de preservação da espécie (FERRARI apud SHEPPARD, 2001, p. 192).

No final da década de 1930 surge outra divergência formulada por um dos fundadores do Instituto para o Estudo da Tuberculose (Instituto de Tisiologia) na Bahia, o Dr. José Silveira. Em um trabalho apresentado no Primeiro Congresso Brasileiro sobre a Tuberculose, que mais tarde foi publicado nos *Arquivos do Instituto Brasileiro de Tuberculose* (1939), o médico demonstrava perplexidade com o alto índice de suscetibilidade à tuberculose, ainda manifestada pela raça negra.

Para o Dr. Silveira os negros tinham tido contato com a civilização por muitos anos, pois tinham vivido na cidade e na periferia em total promiscuidade com os mulatos e brancos. Para ele, "a reação mais violenta à tuberculose foi observada nos negros, com uma frequência duas vezes mais intensa do que a dos brancos e mulatos" (SILVEIRA apud SHEPPARD, 2001, p. 191).

Com isso, Silveira rejeitou a ideia de que a imunidade fosse adquirida geração após geração, com a continuidade do contato com a doença. O médico abdicou o argumento oposto, de que pessoas da raça negra, com o passar do tempo, tivessem perdido a resistência à tuberculose e também não aceitou os argumentos dos colegas que consideravam os fatores ambientais totalmente responsáveis pela suscetibilidade da raça a essa doença. Para Silveira, a tuberculose estava ligada a um conjunto de fatores ambientais, tais como habitação deficiente, com muitas pessoas, nutrição inadequada e falta de educação sanitária.

Salienta Sheppard (2001) que:

Convém notar que os artigos dos médicos brasileiros nos idos de 1930, tanto como seus colegas do final das décadas de 1910 e 1920, continuaram ambivalentes em sua interpretação da morbidade e mortalidade pela tuberculose. A postura primária dos argumentos médicos, contudo, havia migrado de uma visão ambiental, com algumas considerações de raça, para uma maior visão de raça, mas não racista complementada por considerações ambientais (SHEPPARD, 2001, p. 191).

Em 1939, o Dr. Henrique Esteves propunha que a fragilidade observada à doença deveria ser vista como "uma falta de imunidade devida a uma composição bioquímica que fez do seu corpo um campo fértil para o crescimento do (tubérculo) bacilo" (SHEPPARD, 2001, p. 191).

Observa-se que os pesquisadores do período entre guerras mostravam-se ambivalentes quanto à natureza dos atributos raciais dos negros. Contudo, é preciso notar que a maioria destes estudos do período pós-1918 incluía sempre uma interpretação racial nas suas análises sobre os altos índices de morbidade e de mortalidade por tuberculose da raça negra.

Esse fato perdurou até a década seguinte. Porém, é possível encontrar exemplos claros de médicos que não adotaram posturas raciais em suas análises, como por exemplo, o trabalho do médico Domingues Carneiro que, em 1934, escreveu sobre as causas da suscetibilidade à tuberculose em termos de clima e dieta sem referência nenhuma à raça.

Desta forma, após 1918, os médicos brasileiros permaneceram evitando elucidações racistas para o aumento da mortalidade por tuberculose entre pessoas da raça negra. É imperioso observar que os médicos chegaram a um consenso de que o ambiente onde eles viviam, junto com fatores imunológicos, seria responsável pela crise de sua saúde.

Com o início da vacinação pela B.C.G. (Bacilo de Calmette-Guérin) em 1920, o desenvolvimento da técnica da abreugrafia, em 1930, e a descoberta da estreptomicina, em 1944, tornaram possível iniciar o combate a vários tipos de infecções, dentre elas a tuberculose.

22

Neste contexto, esse estudo torna-se pertinente, pois a tuberculose continua sendo um grave problema de Saúde Pública, principalmente na idade mais produtiva das pessoas, destruindo a vida dos cidadãos mais frágeis socialmente. A tuberculose, por longos anos, representou uma problemática social, sendo responsável por um número considerável de mortes na cidade de Santos. Portanto, a reconstrução histórica da Tuberculose nessa cidade tornou-se nosso objeto de estudo visando revelar aspectos ainda pouco estudados.

1.2 A Tuberculose no Brasil

No Brasil, em 1975, foi criado o Programa Nacional de Controle da Tuberculose (PNCT) e em 1999, o Ministério da Saúde definiu a doença como prioridade entre as políticas públicas de saúde, estabelecendo diretrizes para ações descentralizadas entre as três esferas de governo, ou seja, federal, estadual e municipal, e fixando metas para diagnosticar 70% dos casos esperados e curar pelo menos 85% desses casos (BRASIL. 2005).

Devido à alta densidade demográfica e às grandes áreas na linha da pobreza, as capitais brasileiras são as que apresentam as mais altas incidências da doença. Destaque-se que, esses centros, levando-se em conta o grande número de serviços de saúde, apresentam maiores condições de notificação, diagnósticos e tratamento.

Segundo dados, referentes a 2006, da Secretária de Estado da Saúde (SES), e do Ministério da Saúde (2005), no estado de São Paulo, em 2004, a morbidade era de 41,9% e a mortalidade por tuberculose aproximava-se da média nacional, ou seja,2,5/100.000 habitantes, e dez dos 647 municípios concentravam-se 53% dos casos novos, destacando-se, entre os mais atingidos o município de Santos, que representava a situação mais alarmante, com taxas muito superiores à média estadual.

Observou-se em 2005, coeficiente de incidência mais favoráveis para o interior de São Paulo e gritantes para o litoral, com 94,9% por 100.000 habitantes, o que representam valores similares aos encontrados na África. (SES, 2006).

Hoje, o Brasil ocupa o 19º lugar entre os 22 países responsáveis por 80% do total de casos de tuberculose no mundo. A OMS estima em 92 mil casos novos a cada ano, tendo o Brasil detectado 78% desses casos em 2008.

Segundo dados do Ministério da Saúde, anualmente são notificados, no Brasil, aproximadamente, 83 mil casos de tuberculose, sendo que, destes, 72 mil casos são novos. A OMS coloca o Brasil no décimo terceiro lugar dentre os vinte e dois países onde são observados 80% dos casos de tuberculose.

Em 1998, no Brasil, o coeficiente de mortalidade foi de 3,5/100.000 habitantes, com a morte de 5.879 mil pessoas. Em 1999, estimava-se que tinham ocorrido 124.000 casos novos de tuberculose, no entanto, foram notificados somente 78.628, portanto, 63,4% do esperado.

O coeficiente de incidência foi de 48,0/100.000, a taxa de cura atingiu 72% e a de abandono foi de 12% (Ministério da Saúde, 2002).

Já em 2000, segundo a OMS, apesar de conseguir identificar apenas 79% dos casos bacilíferos respiratórios esperados, o Brasil iniciou a implantação do DOTS na Região Centro-Oeste, apesar de representar apenas 7% dos casos estimados para o país.

Ruffino Netto (2002) lembra que a vacina BacillusCalmette-Guérin (BCG) foi introduzida no país em 1927. No Estado de São Paulo, a vacinação de rotina com o BCG em menores de um ano ampliou-se a partir dos anos 1970, como parte do Programa Nacional de Imunização, e a partir de 1979 apresenta coberturas, segundo dados administrativos, próximas de 100%.

Os dados disponíveis indicam que a vacina contribuiu para a diminuição da mortalidade por tuberculose entre menores de cinco anos (ANTUNES e WALDMAN, 2000).

Teixeira et al. (1998, p. 7) lembram que: "No Brasil, a tuberculose é considerada Doença de Notificação Compulsória (DNC), pela sua magnitude, potencial de disseminação, transcendência e vulnerabilidade".

A estratégia aplicada no Brasil, para o controle da tuberculose, abrange:

a) Vacinação para evitar as formas mais graves, ou seja, BCG no primeiro mês de vida;

b) Controle da comercialização de medicamentos, através da proibição de venda da isoniazida, sendo fornecida apenas por órgão público;

c) Notificação dos casos;

d) Busca dos sintomáticos respiratórios;

e) Desenvolvimento de estratégias visando o aumento da adesão ao tratamento;

f) Descentralizar as atividades de controle e organizar a rede de laboratórios de saúde pública. (RUFFINO NETTO, 2002; MS, 2002).

Buscou-se o aprimoramento do sistema de informação pela implantação do Sistema de Informação de Agravos de Notificação (SINAN), através da alimentação dos dados obtidos do preenchimento da ficha de notificação e investigação dos casos. Este sistema, segundo Carvalho (1997) é utilizado na vigilância das DNC e no planejamento e avaliação das ações de saúde para estes agravos.

O Ministério da Saúde, em conjunto com o Ministério Público, por meio de uma Portaria, determinou o pagamento diferenciado aos locais onde são realizados os exames de diagnóstico de tuberculose (baciloscopia e cultura) e para o serviço que tratou os pacientes curando-os através da estratégia DOTS ou não (BRASIL 1999).

25

Acredita Ruffino Netto (2002) que, visivelmente, está ocorrendo diminuição gradativa dos casos notificados de tuberculose, contudo, isso pode denotar na realidade que houve diminuição na procura de casos, já que, no mesmo período, houve aumento da diferença entre os casos esperados e os observados.

Considerando os números da tuberculose na saúde pública, houve 83.309 casos novos notificados em 1997 e o coeficiente de incidência de 51,7/100.000 habitantes, segundo os pareceres de Ruffino Netto (2002) e Souza (1999) lançou-se, em 1998, o Plano Nacional de Controle da Tuberculose com as seguintes metas:

a) Diagnosticar em três anos, até 2001, pelo menos 92% dos casos esperados;

b) Tratar com sucesso, pelo menos 85% dos casos diagnosticados;

c) Reduzir em nove anos, até 2007, a incidência da doença, em pelo menos 50%, e a mortalidade em dois terços.

Esse programa estabelece o controle da tuberculose, dando prioridade a 328 municípios brasileiros dos quais, foram selecionados 53 do Estado de São Paulo. O programa tem os seguintes objetivos:

a) Aumentar a taxa de detecção em 20%;

b) Elevar a taxa de cura em 13%;

c) Reduzir a taxa de abandono em 7%.

Para a OMS (2002) outras diretrizes a serem abraçadas são: a descoberta e o tratamento dos pacientes MDR e, para isso, propõe a adoção de estratégia DOTS recomendada pela organização.

Nogueira (2001) relata que, em 1994, o Estado de São Paulo possuía 1.600 leitos exclusivos para o atendimento a pacientes com tuberculose e que, progressivamente, foram mudando seu perfil para leitos gerais, com a implantação da proposta do Sistema Único da Saúde (SUS) de descentralização.

Em 1997 houve uma redução para 485 leitos exclusivos, passando esses recursos para hospitais gerais, assim como o atendimento.

Para Antunes et al. (2000, p. 372) a mortalidade por tuberculose, no município de São Paulo, que vinha declinando na década 1980: "[...] sofreu uma reversão da tendência tornando-se crescente, em contraste com a incidência que se manteve estável no mesmo período. É provável que esse recrudescimento esteja, ao menos em parte, associação à AIDS".

O município de São Paulo, incluído entre os municípios prioritários para o Programa de Controle da Tuberculose, apresenta, anualmente, em torno de 7.000 casos novos, com um coeficiente de incidência variando entre 60 a 70/100.000, e com coeficiente de mortalidade de 6/100.000.

Wenzel (1995) acredita que o programa de Epidemiologia Hospitalar tem quatro grandes vertentes:

a) Auxílio à clínica e à avaliação da qualidade do atendimento;

b) Controle de infecção hospitalar;

c) Controle de antimicrobianos;

d) Consolidação e análise dos dados. No Brasil quem usualmente apresenta essa abrangência são as Comissões de Controle de Infecção Hospitalar (CCIH).

Em 2006, observou-se declínio nas notificações de tuberculose no país, sendo relatados 76241 casos novos.

Para Coelho et al. (2009), ao Brasil tributa-se cerca de 80% dos novos casos de tuberculose do mundo, ficando em décimo nono lugar com maior número de casos da doença. Para a OMS, 73% dos novos casos são sanados, ou seja, 12% a menos que o preconizado pela organização.

Apesar de a incidência da tuberculose no país estar diminuindo a cada ano, a situação ainda pode ser considerada de grande magnitude.

1.3 A Trajetória da Tuberculose na Cidade de Santos (1854 – 2010)

O município de Santos, durante este século e meio estudado, sofreu as consequências de ter o maior porto do país e abrigar imigrantes europeus recém desembarcados, aumentando o número da população da cidade, os cortiços e cubículos construídos às pressas nos fundos das quadras e lotes. As ruas estreitas, o porto desarranjado, o trânsito de centenas de carroças e as epidemias, marcavam o espaço urbano santista. Os problemas de infraestrutura foram potencializados com o crescimento desordenado do porto, com surtos violentos de epidemias de cólera, febre amarela, varíola, impaludismo e a peste bubônica. (PINTO, 2008).

A cidade de Santos se destacou na economia do país por causa da importância do porto e suas atividades, principalmente as de exportação do café.Dessa forma, Santos e seu Porto têm suas histórias como ponto de referência para uma sociedade baseada no trabalho operário ocasionando um crescimento populacional acentuado com a vinda de imigrantes.

É importante destacar os aspectos que fizeram com que a cidade de Santos e o seu porto fossem alvos do governo militar já que, desde sua fundação os trabalhadores mantiveram um envolvimento acentuado para o bem da categoria, buscando melhorias que propiciassem o bem estar de todos os portuários, por meio de organizações sindicais.

Em 1889, surgiu em Santos o Círculo Socialista, sob a direção do médico Silvério Fontes e alguns amigos que trabalhavam pela criação de um partido operário dando origem ao movimento operário e sindical. Silvério lançou, em 1892, o primeiro jornal de doutrina socialista intitulado "A Ação Social" e, em 1895, lançou o jornal "A Questão Social".

Os relatos históricos antecedentes a vinda do Dr. Silvério Fontes a Santos, mostram a cidade como uma região baixa e pantanosa, afinal, naquele tempo, ainda

28

não haviam sido construídos os canais de Saturnino de Brito.O ambiente da cidade de Santos era propício à proliferação de mosquitos transmissores de várias doenças, e como também não se verificavam os recursos mais elementares de higiene, o resultado era que, não só o povo santista, mas também os tripulantes europeus que atracavam no Porto de Santos contraíam moléstias infecciosas e morriam por falta de recursos médicos[1].

Tabela 01: Fases do movimento operário e sindical

FASES DO MOVIMENTO OPERÁRIO E SINDICAL			
Primeira fase	1890 1930	– Origem do movimento	Construção do porto moderno. Implantação da Companhia Docas de Santos e início da organização operária. Período marcado por forte repressão, ausência de legislação sindical, e hegemonia do anarco-sindicalismo até a década de 20.
Segunda fase	1930 1945	– Institucionalização dos sindicatos e do movimento	Era Vargas. Embora sob perspectiva de tutela do movimento, a legislação sindical e trabalhista no Brasil permitiu a organização efetiva dos sindicatos no Porto de Santos, já com influência do Partido Comunista.
Terceira fase	1945 1964	– Expansão do movimento	Afirmação do corporativismo sindical e do populismo. Período de avanços e retrocessos para o movimento sindical portuário. A partir de 1956 há radicalização e forte politização.
Quarta fase	1964 1985	– Controle e repressão	Regime militar no Brasil. Forte controle da ação sindical, limitando greves e movimentos, além de impedir manifestações políticas, notadamente entre 1968 e 1980.
Quinta	1985	– Retomada do	Fim do regime militar e reorganização do

---

[1]**Fonte:**<http://www.ihgs.com.br/patronos/silveriofontes.html> Acesso em 18 abr. 2011.

fase	1993	movimento	movimento sindical portuário.
Sexta fase	Pós 1993	Lei de modernização portuária	A operação portuária é privatizada. Novas relações de trabalho são estabelecidas. Os sindicatos perdem o seu papel de agenciadores do trabalho portuário avulso.

Fonte: Gonçalves e Nunes (2008, p. 61).

Foi então que, atendendo ao apelo Imperial, o recém formado médico, Dr. Silvério Fontes, em 1882, atraca no Porto de Santos, imbuído das melhores intenções para oferecer seus préstimos na preservação da saúde pública.

Como médico Silvério percebeu que muitas pessoas ficavam doentes por causa das condições miseráveis que se encontravam.

Desta forma, Silvério Fontes exerceu em Santos e na região a medicina com muita dedicação, ética, competência e boa técnica. Assim, ele prestou relevantes serviços para a saúde da comunidade.

A prática cotidiana da medicina fez Dr. Silvério enxergar que grande parte de seus enfermos, apresentava doenças decorrentes da miséria e, impulsionado por esta constatação, envereda, com brilhantismo, para as causas sociais, destacando-se nesta área, fato este que tornou a cidade de Santos a pioneira no movimento socialista, até porque a cidade foi palco do movimento socialista no estado e no país.

As péssimas condições de vida e trabalho, relatadas inúmeras vezes em jornais operários e mesmo em documentos oficiais, ensejaram, sobretudo nos anos de 1917 e 1920, diversas agitações proletárias nas regiões mais industrializadas do país.

1.4 Evolução Temporal da Tuberculose no Município de Santos

Segundo o relato do Dr. Guilherme Álvaro, em seu livro publicado em 1919, o ano de 1854, por ordem do presidente da Província, Dr. José Antonio Saraiva, através de um recenseamento feito em São Paulo, apurou, no Município de Santos, a população de 7.855 habitantes, dos quais 4.199 eram homens e 3.656 mulheres, 3.956 livres e 3.189 escravizados, sendo 7.145 brasileiros e 710 estrangeiros, dos quais a maioria era de portugueses, seguido de africanos, quase todos estes escravizados (ÁLVARO, 1919).

Consta ainda que a tuberculose já fizesse suas vítimas levando a óbito 16 pessoas naquele ano. Em 1856, foi ainda pior, 19 óbitos por tuberculose ocorreram na cidade e no ano seguinte subiu para 20 o número de óbitos. Em 1858 a doença que mais perda de vidas causou foi a tuberculose, com 23 casos, diminuindo para 18 óbitos no ano seguinte. A perda de vidas em consequência da tuberculose desde 1854 até 1890 foram de 1472 (ÁLVARO, 1919).

A queda do Império transformou a Província de São Paulo em um Estado autônomo, com municípios de maior renda e por isso mesmo com maiores encargos.

A defesa sanitária de Santos empossa a 21 de fevereiro de 1890 a primeira Intendência Municipal de Santos (ÁLVARO, 1919).

Álvaro (1919) conta como era árdua a tarefa dos novos intendentes, porquanto, além da rede de esgotos em construção e da cobertura dos ribeiros, tudo estava por fazer; por isso, uma nova comissão de médicos e de engenheiros foi nomeada para traçar um plano completo de saneamento da cidade, algum tempo depois transformada em junta de higiene municipal, com largas atribuições e caráter oficial.

E ainda relata sobre a organização de um serviço sanitário municipal e construção de um hospital de isolamento; a condenação dos cortiços e a substituição deles por habitações salubres, por familistérios; a construção de hospedarias para imigrantes; a limpeza perfeita das praias e da cidade (ÁLVARO, 1919).

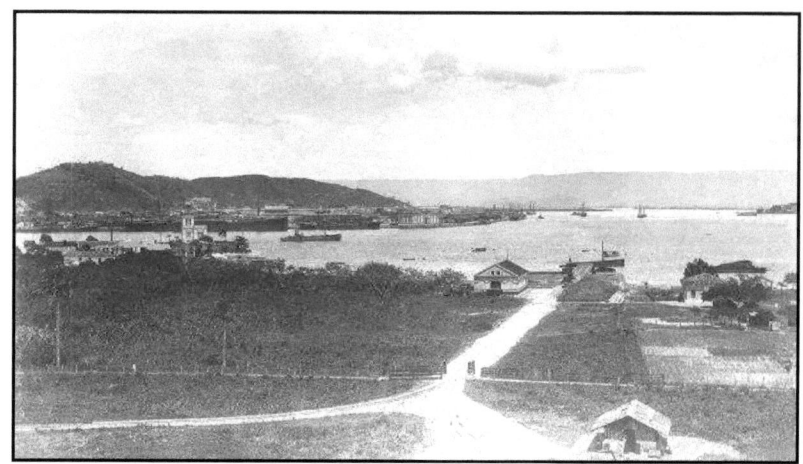

Figura 3: Foto do porto de Santos. Vista do forte do Itapema entre 1890 a 1910.
Fonte: Foto tirada pelo pintor Benedito Calixto na ocasião em que ele começou a pintar a série de quadros do porto de Santos. Esta foto foi uma das referências que ele usou nesta época.
(Cedida por Gilberto Calixto Rios)

Menciona Álvaro (1919), que foi apurada apenas a nomeação de dois médicos, mal remunerados, para realizarem o policiamento sanitário "durante duas horas por dia", como dizia a deliberação da Intendência Municipal, auxiliados por fiscais. Do serviço sanitário fazia parte o posto de vacinação, onde durante o ano de 1890 foram vacinadas 134 pessoas, sendo 39 em seus domicílios.

Outro melhoramento resolvido pela municipalidade foi a construção de um novo matadouro (cemitério), para substituir o condenado funcionando no Chico de Paula. Daí resultou serem sepultadas em 1890, em Santos, 896 pessoas, das quais 70 vitimadas pela tuberculose (ÁLVARO, 1919).

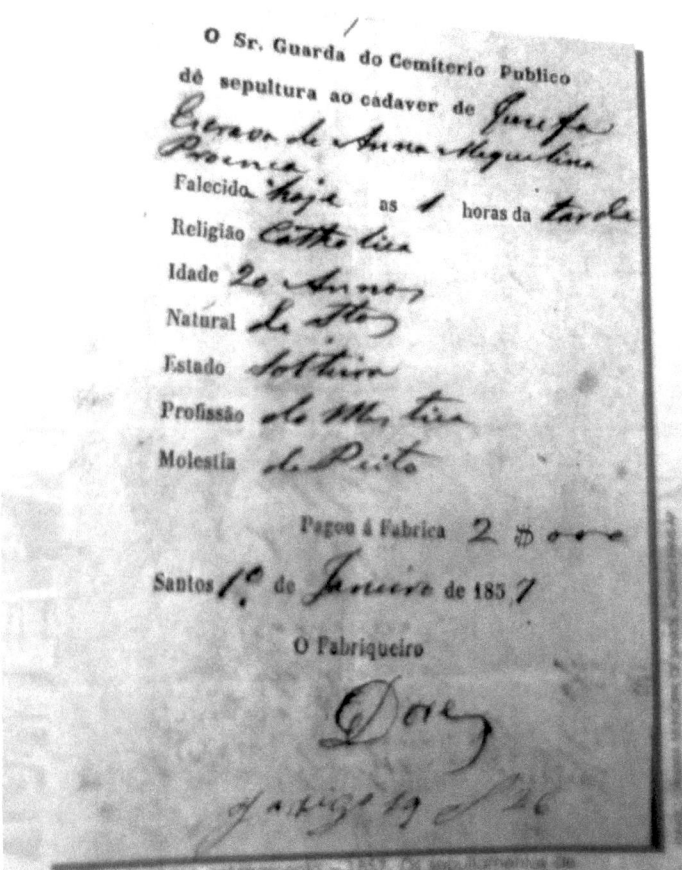

Figura 4 – Autorização para enterramento – 1857. Os sepultamentos de escravos no Cemitério Paquetá eram permitidos desde que seus proprietários pagassem a taxa do Fabriqueiro, funcionário da Câmara, responsável pela administração dos bens da Matriz.
Fonte: (ANDRADE *et al,* 1992, pág. 61)

O ano de 1891 principiou sem que coisa alguma de eficaz se tivesse feito para preservar a saúde pública dos males de que veio a sofrer logo nos primeiros meses. A população de Santos havia crescido sensivelmente com a chegada de numerosos

33

imigrantes, atraídos pelo trabalho certo e pelo ganho elevado; carregadores, estivadores, cocheiros e trabalhadores de serviços congêneres conseguiam ordenados fabulosos, e como o número de prédios não havia aumentado, criavam-se mais cortiços, ou desdobravam-se os existentes. A tuberculose matou 102 pessoas naquele ano. Dessa triste época, ressalta o fato original de se preocuparem dirigentes e dirigidos com a falta provável de lugar para novos enterramentos no único cemitério existente, o do Paquetá, clamando-se contra a lentidão das obras do cemitério em construção, inaugurado no ano seguinte. Dos vivos muito pouco se cuidava, abriam-se apenas enfermarias para os doentes e procurava-se garantir lugar para enterramentos (ÁLVARO, 1919).

No ano de 1895, dos 536 internos da Santa Casa de Misericórdia, 110 faleceram, destes, 37 por tuberculose (34%).

Em 1898, o engenheiro Francisco Saturnino de Brito apresentou um plano para o saneamento da cidade de Santos, e iniciaria umalonga polêmica com a Câmara Municipal.

Em reportagem ao jornal santista A Tribuna, em 26 de março de 1946, Mário Castro, em edição especial dissertou sobre o saneamento de Santos, explorando fatos marcantes que contribuíram principalmente para a modernização da cidade e a busca para condições básicas mais propícias aos seus habitantes. Mário Castro conta a história desde a inauguração das obras em 25 de abril de 1912.

Finalmente após muitas controvérsias, a tarefa foi confiada a Saturnino de Brito que apresentou projeto inovador, que envolvia a construção de canais.

Outra reportagem publicada no jornal santista A Tribuna, Raul Ribeiro Flórido em 1995 conta a trajetória dos comandos sanitários à época de 1948, referindo ao número deficiente de pessoas para poder cumprir sua finalidade de zelar pela defesa e manutenção da saúde da comunidade. Apesar de algumas doenças desaparecem da cidade, a tuberculose permanecia em ascensão no obituário, ano após ano.

A Tabela 2 abaixo mostra a cronologia dos principais acontecimentos na luta contra a tuberculose no decorrer do século estudado. É um marco referencial onde aparecem eventos significativos em nosso país, sendo a história acontecendo no município   de   Santos   e   no   Brasil.

Tabela 02: Marcos Referenciais na Luta contra a Tuberculose

Data	Marcos Referênciais na Luta contra a Tuberculose
1882	Descoberta do Mycobacterium tuberculois - Robert Koch
1894	Colapsoterapia curativa -(Pneumotorax) - Carlos Forlanini, Itália
1899	Liga Brasileira contra a tuberculose - atual Fundacao Ataulpho de Paiva
	Liga Paulista Contra a Tuberculose
1902	Inaugurado primeiro dispensário
1907	Primeira tentativa de envolvimento do poder público na luta contra a Tb proposta por Oswaldo Cruz
1912	Utilização da Colapsoterapia no Brasil, RJ por Oliveira Botelho
1920	1º Organismo governamental de combate a TB - Inspetoria de Profilaxia da TB - RJ - chefiada por Plácido Barbosa
1927	Inaugurado primeiro preventório
1927	Técnica de Colapsoterapia é consolidada no Brasil
1927	Início a vacinação anti-TB no Brasil desenvolvida por Arlindo de Assis na Liga contra a Tuberculose , cepa Moreau
1930	Incluido no curriculo da Medicina - Faculdade Nacional de Medicina o ensino da Tisiologia
1936	Descoberta da Abreugrafia - Manoel Abreu
1940	Serviço Nacional de Tuberculose (SNT)
1946	Campanha Nacional Contra a Tuberculose (CNCT)
1946	Introdução de dois agentes quimioterápicos Estreptomicina (S) e o Ácido para-amino-salicilico (P)
1952	Introdução da Isoniazida (H)
1957	OMS - recomendam em paises em desenvolvimento esquema de uso diário com duas droga (H + P)
1959	Fraga et al. - 68,2% de resistência a pelo menos 2 das 3 drogas utilizadas
1961	Associação de três drogas para casos bacilíferos - (3SHP; 9HP; 12H) - 2 anos
1964	OMS - passa a recomendar regime com 3SHT; 9HT - não adotado inicialmente no Brasil
1966	Comissão técnica da CNCT - segunda recomendação - 3HSP; 3HP; 6HP ou 3HSP; 3HS; 6H
1974	Introdução da BCG por via intradérmica
	Criação da rede nacional de laboratórios de Tuberculose
	Novo esquema "Standart" - Estreptomicina (S), Isoniazida (I) e Tioacetazona (T)
1980	Padronização e implantação de esquema de curta duração - Isoniazida (I), Rifampicina (R) e Pirazinamida (Z)
1991	Inicio do Programa de Agente Comunitário de Saúde - PACS
1994	Inicio do Programa Saúde da Família - PSF
1998	Introdução da Estratégia DOTS (Tratamento Supervisionado) por intermédio do Programa de Combate a Tuberculose
2009	III Diretrizes para Tuberculose da Sociedade Brasileira de Pneumologia e Tisiologia
	Introdução do esquema quadruplo - Isoniazida (I), Rifampicina (R), Pirazinamida (P) e Etambutol (E)

2 METODOLOGIA

2.1 Aspectos Éticos

Este é um estudo descritivo, com fonte de dados secundários, sem exposição de nomes, endereço ou contato com os pacientes, coletados em bancos de dados oficiais e de domínio público mantendo o anonimato das pessoas.

2.2 Desenho do Estudo

Trata-se de um estudo de Tendência Histórica ou Secular. Este tipo de estudo se refere a análise das mudanças de frequências de uma doença (Incidência, mortalidade, etc.) por um longo período de tempo, geralmente décadas, séculos, etc. Segundo Medronho (1995, p. 47),

> (...) o período de tempo necessário para detectar a tendência secular vai depender do comportamento epidemiológico da doença sob investigação e da região avaliada. Infelizmente, a duração da série histórica é muitas vezes limitada pela disponibilidade dos dados.

2.3 Fonte de Dados

Para a realização e determinação dos diversos coeficientes utilizados neste trabalho, foram necessários basicamente dois tipos de informações. Primeiramente o número de habitantes ao longo dos anos para compor os diferentes coeficientes (Mortalidade e Incidência) e posteriormente o número de casos de Tuberculose ao longo dos anos.

Em relação ao número de habitantes no município de Santos ao longo dos anos, pesquisamos os censos populacionais gerais, que no município de Santos foram realizados mais de 25 trabalhos de contagens, sendo que a primeira contagem ocorreu em 1765, e posteriormente 1772, 1790, 1801, 1814, 1822, 1843, 1854, 1872, 1885, 1890, 1900, 1913, 1917, 1935, 1940, 1950, 1960, 1970, 1980, 1991, 2000, 2007 e 2010. Nos anos de 1890, 1900, 1920, 1940, 1950, 1960, 1970, 1980, 2000, 2010,

36

foram obtidos pelo IBGE, já os outros anos foram censos oficiais porem com outras fontes conforme citado por um trabalho recente de revisão, na Revista do Instituto Histórico e Geográfico de Santos (2011).

Baseado nesses dados pôde estimar a população do município, ano a ano, baseado no método da progressão aritmética, conforme descrito por Laurenti et. al., 2005. Este método pressupõe que a população evolui segundo um incremento constante por unidade de tempo, no decorrer do período entre dois censos (ano a ano cresce um número constante de habitantes). Desta forma para se estimar o crescimento por unidade de tempo, basta conhecer as populações apresentadas em dois censos e calcular a média. Assim o gráfico deste crescimento é representado por uma linha reta que passa por dois pontos correspondentes aos valores fornecidos pelos censos e nesta linha podem-se fazer estimativas para anos intermediários (interpolações) ou para populações pós-censitárias (extrapolação).

No que se refere aos casos de Tuberculose à fonte predominante foi a Fundação SEADE, contribuíram também para a composição dos dados o Departamento regional de Saúde (DRS-II) e o serviço de Vigilância Epidemiológica da Secretaria Municipal de Saúde do Município de Santos.

3 ANÁLISE E DISCUSSÃO DE RESULTADOS

Este capítulo refere-se à proposta deste estudo que é caracterizar a tendência histórica dos casos de tuberculose no município de Santos, São Paulo, Brasil no período de 1854 a 2010.

Inicialmente o trabalho dedicou-se ao levantamento documental necessários para a discussão, análise dos resultados e avaliação do assunto abordado.

37

Para o cumprimento desses propósitos partiu-se dos dados divulgados pela Fundação SEADE e do SEVIEP.

Após o término da coleta de dados, foram realizadas observações e análises dos resultados apurados nesta fase de levantamento e compilação de dados para a elaboração do presente estudo.

Neste contexto, foram organizados planos de ação e instrumentos que auxiliaram tanto na coleta como na análise de dados.

Todo esse levantamento, partindo de embasamento teórico, foi realizado com o intuito de obter maiores informações e ampliar o conhecimento sobre o tema abordado para o cumprimento dos objetivos planejados.

A análise dos dados geriu-se na série histórica dos casos de mortalidade por tuberculose no município de Santos, iniciando em 1854.

As informações obtidas e relevantes ao tema são apresentadas na forma de gráficos e tabelas que proporcionam a visualização mais clara dos parâmetros obtidos de forma dinâmica para o estudo.

Após esses algoritmos partiu-se para a discussão das informações obtidas, verificando, a partir dos índices de mortalidade, seguidos pela incidência da doença, as relações existentes.

Especifica-se que para o presente estudo adotou-se a definição do Ministério da Saúde que observa que todo indivíduo com diagnóstico confirmado por baciloscopia ou cultura é aquele em que o médico, com base nos dados clínico-epidemiológicos e no resultado de exames complementares, firma o diagnóstico de tuberculose.

3.1 Visão geral do coeficiente de mortalidade e população (1854 a 2010)

Tabela 3: Coeficiente de Mortalidade de Tuberculose e população (1854 – 2010)

DATA	Pop_Estimada	Mort_Tb_Es	DATA	Pop_Estimada	Mort_Tb_Es	DATA	Pop_Estimada	Mort_Tb_Es	DATA	Pop_Estimada	Mort_Tb_Es
1854	7855	203,7	1901	53357	324,2	1951	209884	165,3	2001	418020	10,8
1855	7928	176,6	1902	56324	289,4	1952	216207	128,1	2002	418064	6,9
1856	8001	237,5	1903	59292	303,6	1953	222529	89,4	2003	418109	4,1
1857	8074	247,7	1904	62259	282,7	1954	228851	140,3	2004	418154	3,6
1858	8147	282,3	1905	65227	265,2	1955	235174	92,3	2005	418199	2,9
1859	8221	219,0	1906	68194	252,2	1956	241496	76,2	2006	418243	2,9
1860	8294	168,8	1907	71162	276,8	1957	247818	84,7	2007	418288	1,7
1861	8367	382,5	1908	74129	290,0	1958	254140	81,1	2008	418778	3,6
1862	8440	450,2	1909	77097	251,6	1959	260463	80,2	2009	419267	2,9
1863	8513	458,1	1910	80064	271,0	1960	266785	58,1	2010	419757	1,7
1864	8586	477,5	1911	83032	242,1	1961	274652	64,4			
1865	8659	461,9	1912	85999	214,0	1962	282519	69,4			
1866	8732	251,9	1913	88967	211,3	1963	290386	52,0			
1867	8805	374,8	1914	90567	191,0	1964	298253	56,3			
1868	8879	394,2	1915	92166	228,9	1965	306121	38,9			
1869	8952	446,8	1916	93766	231,4	1966	313988	41,7			
1870	9025	343,5	1917	95365	264,2	1967	321855	41,0			
1871	9098	373,7	1918	97959	297,1	1968	329722	39,4			
1872	9171	588,8	1919	100553	247,6	1969	337589	45,0			
1873	9666	279,3	1920	103147	212,3	1970	345456	30,1			
1874	10161	531,5	1921	105741	189,1	1971	352578	19,3			
1875	10656	403,5	1922	108336	154,2	1972	359700	25,6			
1876	11151	574,0	1923	110930	214,6	1973	366822	34,1			
1877	11646	463,7	1924	113524	259,0	1974	373944	26,5			
1878	12141	601,3	1925	116118	252,3	1975	381066	30,7			
1879	12635	387,8	1926	118712	287,2	1976	388189	19,6			
1880	13130	594,0	1927	121306	249,8	1977	395311	19,7			
1881	13625	381,6	1928	123900	293,8	1978	402433	17,6			
1882	14120	368,3	1929	126494	260,1	1979	409555	15,6			
1883	14615	520,0	1930	129088	299,8	1980	416677	19,2			
1884	15110	357,4	1931	131683	310,6	1981	416711	15,1			
1885	15605	352,5	1932	134277	273,3	1982	416745	13,7			
1886	15086	351,3	1933	136871	297,4	1983	416779	11,5			
1887	14568	473,6	1934	139465	286,1	1984	416813	6,0			
1888	14049	476,9	1935	142059	294,2	1985	416847	8,6			
1889	13531	502,6	1936	146761	319,6	1986	416882	14,2			
1890	13012	538,0	1937	151463	311,0	1987	416916	16,3			
1891	16750	609,0	1938	156164	298,4	1988	416950	8,4			
1892	20487	634,5	1939	160866	266,7	1989	416984	15,1			
1893	24225	557,3	1940	165568	261,5	1990	417018	17,7			
1894	27963	618,7	1941	169367	248,6	1991	417052	9,1			
1895	31701	466,9	1942	173167	241,4	1992	417155	19,2			
1896	35438	454,3	1943	176966	248,6	1993	417257	11,3			
1897	39176	367,6	1944	180766	235,7	1994	417360	12,7			
1898	42914	405,5	1945	184565	262,2	1995	417462	9,3			
1899	46651	373,0	1946	188364	243,1	1996	417565	8,1			
1900	50389	329,4	1947	192164	253,4	1997	417667	8,1			
			1948	195963	208,2	1998	417770	17,0			
			1949	199763	190,7	1999	417872	14,6			
			1950	203562	143,9	2000	417975	10,0			

* Em vermelho população obtida por censos IBGE, em azul censos não IBGE e preto estimativa

A tabela acima apresenta a distribuição geral do coeficiente de mortalidade por tuberculose datada por ano, população e mortalidade estimada. Em vermelho descrevemos a população obtida no censo do IBGE, em azul censo NÃO IBGE e em preto a estimativa. A seguir detalhamos através dos gráficos os resultados obtidos na pesquisa.

3.2 Visão Geral da Mortalidade por Tuberculose de 1854 a 2010

Gráfico 1: Mortalidade da Tuberculose no Município de Santos por 100.000 habitantes no período de 1854 a 2010 - Série Histórica.

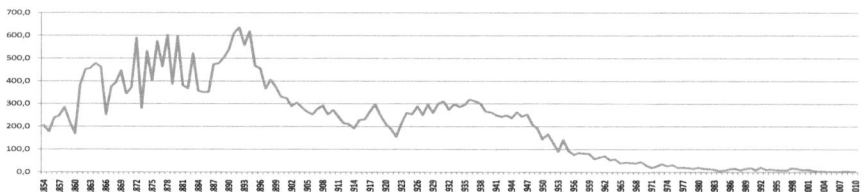

No Gráfico 1, para se ter uma visão geral da situação que se apresenta a mortalidade no período estudado, partiu-se do seguinte pressuposto: na apreciação da curva conseguimos visualizar claramente um período em que ela vem crescendo e depois ela entra num período de declínio, mas com uma relativa estabilidade, a partir de 1900 ela não sai da faixa dos 300 casos e na década de 1940 ela cai.

A partir deste contexto quando construímos a curva de mortalidade geral da série histórica, nitidamente pudemos observar três momentos distintos, caracterizando-o do nosso ponto de vista.

Para uma melhor visualização, demonstramos no Gráfico 2 os 3 períodos que marcam esses momentos.

40

Gráfico 2: Mortalidade da Tuberculose no Município de Santos por 100.000 habitantes no período de 1854 a 2010 - Série Histórica. (Demarcação em três diferentes períodos)

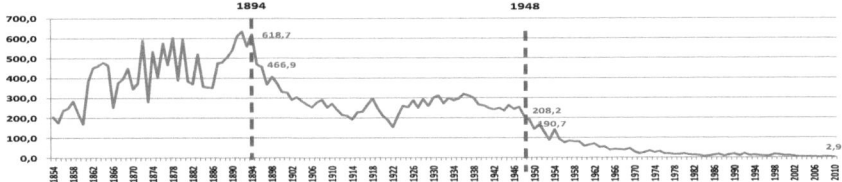

Com a finalidade de se retratar os casos de mortalidade por tuberculose de uma maneira mais concisa elaboraram-se gráficos levando-se em conta períodos mais curtos.

3.3 Casos de Mortalidade por Tuberculose de 1854 a 1894

Gráfico 3: Mortalidade da Tuberculose no Município de Santos por 100.000 habitantes no período de 1854 a 1894 - Série Histórica. (1º período ascensão)

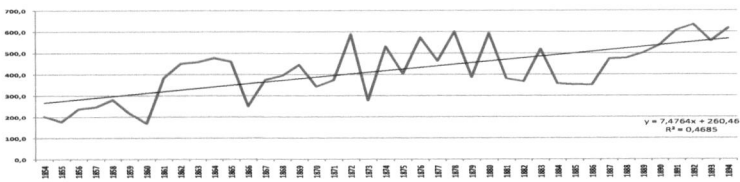

Inicialmente verificam-se, através do Gráfico 3, os índices de mortalidade por tuberculose, dentro do município de Santos, no período de 1854 a 1894.

Este foi um tempo de ascensão da mortalidade no município de Santos. Para mostrar que esta afirmação é verdadeira foi criado uma curva especificamente para

41

este período através de uma correlação linear. Aqui temos um período em que a curva sobe, ela é ascendente, por isso um Y = positivo e quando aparece um R^2 acima de 5 no resultado é uma correlação bem positiva, já com um resultado acima de 3 se considera uma correlação significativa.

Este período é marcado por várias tentativas de se controlar a doença no mundo. Em 1882, Carlo Forlanini, da Itália, consolidando ideias esparsas anteriores, e com suas fundamentais investigações, criou a colapsoterapia médica pelo pneumotórax artificial.

Conforme relata Rosemberg (1999) foi o primeiro tratamento racional da longa era anterior à moderna quimioterapia e podemos observar uma acentuada queda nos casos de mortalidade por tuberculose logo após a introdução do tratamento através do Pneumotórax.

Ainda em 1882, segundo Rosemberg (1999) em seu artigo, o desastre do tratamento com a tuberculina de Koch causou maiores danos do que se esperava, tanto que nos anos que se seguem após Robert Koch anunciar uma nova substancia na cura da tuberculose, nosso gráfico III demonstra aumento dos casos de mortalidade.

Convém ressaltar que a população de Santos em 1854 era de 7855 habitantes e em 1900 aumentou em cerca de 640%, passando a 50389 habitantes.

Segundo Álvaro (1919) esse aumento populacional acarretou, entre outros problemas, uma grande epidemia de febre amarela em 1889. A cidade ainda não possuía esgotos, tinha poucas ruas calçadas, quase todas mal niveladas e sem sarjetas capazes de promoverem o escoamento das águas pluviais, onde ocorriam frequentes inundações nas épocas das chuvas que culminou com a morte de setecentas pessoas, sendo que a tuberculose aparecia em segundo, com maior número de casos de morte na população, mesmo em surtos de epidemias de outras doenças.

42

A população da cidade sofria, constantemente, com as enchentes, os alagamentos, as doenças e a falta de saneamento básico. Era o maior entreposto comercial do país e considerada uma das mais perigosas cidades devido aos altos índices de mortalidade. O Porto de Santos, que era a porta de entrada para os povos que imigravam no país, era denominado "Porto da Morte". Os navios não queriam desembarcar e o porto chegou ao ponto de ser fechado. A falta de saneamento dava a Santos o estigma de "Porto Maldito" (ANDRADE, 1992).

Todos esses percalços fizeram com que a população, através de seus representantes, buscasse soluções como a organização do porto, inaugurado em 1892 e o saneamento de Santos realizado através do projeto de Saturnino de Brito que criou os canais de drenagem que perduram até os dias de hoje e tornaram-se marcos da paisagem santista (ANDRADE, 1992).

3.4 Casos de Mortalidade por Tuberculose de 1895 a 1947

Gráfico 4: Mortalidade da Tuberculose no Município de Santos por 100.000 habitantes no período de 1895 a 1947 - Série Histórica.

(2º período - decréscimo lento)

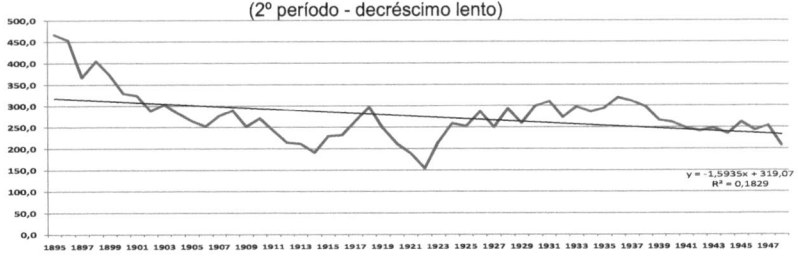

O Gráfico 4 revela uma curva de correlação linear negativa, pois é uma curva que decresceu, embora fosse um decréscimo lento. Apesar de ter se passado 50 anos e

43

uma série de medidas sanitárias serem tomadas, que de alguma maneira tiveram algum impacto, pois a curva saiu de uma ascensão para um decréscimo, mesmo que lento, mas teve este declínio. Não existia quimioterapia, mesmo sendo tomadas medidas de higienodietética e sanitárias, tratamento pelo pneumotórax, dispensários para o abrigo dos doentes com tuberculose, entre outros, o impacto foi muito pequeno, entretanto é um período que mostra que a mortalidade no município de Santos se estabiliza.

Segundo Pinto (2008), com o advento do século XX, a cidade de Santos que era constituída por portugueses, indígenas, espanhóis, negros e seus descendentes, recebeu imigrantes europeus, sendo eles constituídos por portugueses, espanhóis, italianos, sírios e libaneses, incorporados às atividades do porto cafeeiro e do comércio. Fatos que contribuíram para que sua população atingisse 50389 habitantes, chegando a 180000 em 1938, apresentando um crescimento de 357,2%.

3.5 Casos de Mortalidade por Tuberculose de 1949 a 2010

Gráfico 5: Mortalidade da Tuberculose no Município de Santos por 100.000 habitantes no período de 1949 a 2010 - Série Histórica.(3º período decréscimo acentuado)

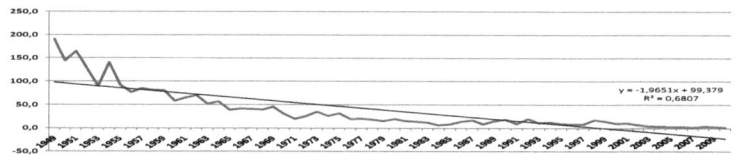

Neste 3º período observa-se através do Gráfico 5 nitidamente a queda dos casos de mortalidade. De 1949 a 1985 ele decai muito rápido, caindo de 300 casos para valores muito baixos, ficando praticamente uma relação de queda de quase

100%, uma regressão linear homogênea quase total. Se a reta continuasse descendo no gráfico, indicaria que chegaríamos em 1990 em zero de mortalidade, no entanto, essa queda que vinha em uma regressão intensa, começa a oscilar em 1984 e 1985 com um novo fato que alteraria o cenário da tuberculose em Santos: os primeiros casos de AIDS. A partir de 1984 a2001 a curva tendeu a crescer novamente com a mortalidade subindo,refletindo a crescente prevalência da co-infecção por Mycobacterium e por HIV.

Segundo Ruffino Netto (2002), a partir da década de 1940, começa grande alteração na tendência da mortalidade por Tb em decorrência da utilização dos tuberculostáticos: estreptomicina (SM) a partir de 1948; ácido para-amino-salicílico (PAS) a partir de 1949; hidrazida (INH) a partir de 1952.

A partir da década de 1960, começa efetivamente a utilização de esquemas terapêuticos padronizados. Em 1964, utilizava-se o esquema padrão de 18 meses de duração (SM+INH+PAS). Em 1965, o esquema terapêutico é reduzido para 12 meses (RUFFINO-NETTO, 2002).

Em 1970, instala-se a Divisão Nacional de Tuberculose (DNT) substituindo o antigo SNT. Em 1971, cria-se a Central de Medicamentos (CEME) com o objetivo de fornecer tuberculostáticos para todos os doentes com Tb do país (RUFFINO-NETTO, 2002).

Em 1973, implanta-se a vacinação com BCG intradérmica, sendo obrigatória a vacinação para menores de um ano de idade a partir de 1976 (RUFFINO-NETTO, 2002).

Convém ressaltar que em 1975 foi criado o Programa Nacional de Controle da Tuberculose (PNCT), destarte pode-se observar que, a partir do início do programa, o índice de mortalidade apresenta oscilação acentuada.

Criação do Programa de Agente Comunitário de Saúde em 1991. Foi efetivamente instituído e efetivado a partir de 1997. O PACS é uma importante estratégia no aprimoramento e na consolidação do Sistema Único de Saúde, a partir da reorientação da assistência ambulatorial e domiciliar. É hoje compreendido como estratégia transitória para o Programa Saúde da Família. Em 2008 passou de Programa para Estratégia, sendo seu nome alterado para Estratégia de Agente Comunitário de Saúde – EACS (MS, 2001).

A Saúde da Família é entendida como uma estratégia de reorientação do modelo assistencial, operacionalizada mediante a implantação de equipes multiprofissionais em Unidades de Saúde da Família. Sua implantação foi em 1993 com as primeiras equipes iniciando em 1994. Iniciou como Programa e em 2008 passou a ser denominada Estratégia Saúde da Família (ESF).

Em 1996 foram instituídos os inibidores de protease introduzindo a Terapia Antiretroviral Altamente Ativa (HAART) em Santos, que foi um grande momento de suprir a imunidade.

No Brasil, a implementação da estratégia DOTS começou a partir de 1998, por intermédio do Programa Nacional de Controle da Tuberculose, principalmente nos municípios como estratégia inserida no Sistema Único de Saúde (PAMPLONA apud VILLA; RUFFINO NETTO, 2009).

Após 1999, com a criação, através do Ministério da Saúde, do programa que definiu como prioridades as diretrizes bem delineadas entre as políticas públicas de saúde, paulatinamente, verifica-se queda nos casos de mortalidade no município de Santos.

46

Gráfico 6: Mortalidade da Tuberculose no Município de Santos em escala logarítmica no período de 1854 a 2010 - Série Histórica.

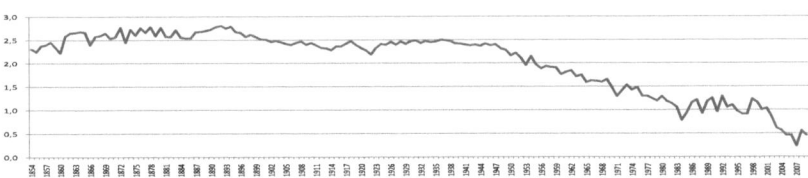

Integrando-se os dados em uma escala logarítmica, exposto no Gráfico 6, temos uma visualização mais nítida dos índices de mortalidade por tuberculose, devido à redução da representação dos dados.

3.6 Letalidade

A seguir apresentamos alguns dados de letalidade. Apesar desses dados serem incompletos e em todas as fontes que recorremos estarem perdidos, através de medidas estatísticas de regressão linear conseguimos ter uma ideia histórica dos eventos que se sucederam.

Tabela 4: Coeficiente de Letalidade da Tuberculose, população: 1894 - 2009

DATA	Pop_Estimada	Let_tb	DATA	Pop_Estimada	Let_tb
1894	27963	12,5	1940	165568	12,0
1895	31701	11,0	1941	169367	11,5
1896	35438	12,6	1942	173167	12,0
1897	39176	11,6	1943	176966	12,0
1898	42914	13,2	1944	180766	11,7
1899	46651	12,6	1945	184565	12,9
1900	50389	12,1	1946	188364	12,2
1901	53357	13,2	1947	192164	13,2
1902	56324	11,9	1948	195963	12,0
1903	59292	12,1	1949	199763	12,0
1904	62259	12,5	1950	203562	9,8
1905	65227	12,4	1951	209884	12,0
1906	68194	12,3	1952	216207	12,0
1907	71162	12,2	1953	222529	12,0
1908	74129	13,1	1954	228851	18,5
1909	77097	12,6	1955	235174	12,5
1910	80064	15,0	1956	241496	10,3
1911	83032	13,3	1957	247818	12,0
1912	85999	11,2	1958	254140	12,0
1913	88967	11,5	1959	260463	12,0
1914	90567	10,8	1997	417667	5,8
1915	92166	12,5	1998	417770	12,9
1916	93766	11,8	1999	417872	11,2
1917	95365	16,4	2000	417975	6,9
1918	97959	11,2	2001	418020	8,4
1919	100553	16,9	2002	418064	5,8
1920	103147	9,3	2003	418109	3,2
1921	105741	8,9	2004	418154	2,9
1922	108336	8,0	2005	418199	2,6
1923	110930	9,7	2006	418243	2,6
1924	113524	12,4	2007	418288	1,8
1925	116118	11,2	2008	418778	3,7
1926	118712	12,6	2009	419267	2,3
1927	121306	12,7			

* Em vermelho população obtida por censos IBGE, em azul censos não IBGE **e preto estimativa**

Para se determinar a letalidade de uma doença é necessário ter o número de óbitos dividido pelo número de casos que ocorreram multiplicado por 100.

Nesta tabela temos uma visão geral de como se manteve a letalidade no período estudado e podemos perceber que permanece por volta de 12%, com algumas oscilações, caindo nitidamente a partir da década de 2000, mantendo assim ao longo do período estabilizada.

Gráfico 7: Letalidade por Tuberculose no Município de Santos por 100.000 habitantes no período de 1894 a 2009 - Série Histórica.

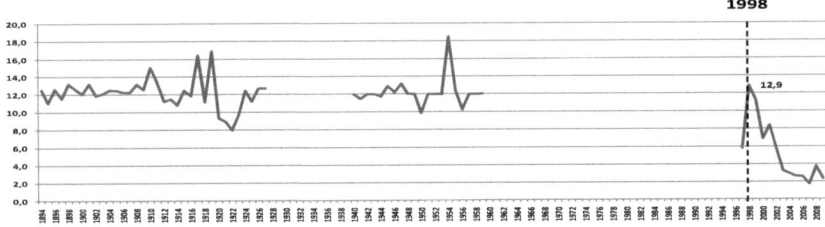

No caso do município de Santos tivemos uma limitação porque no período de 1927 até 1940, não temos os números de casos. Outro período muito importante vai de 1959 a 1997 que também não foi possível obter o número de casos. Em 1959 tínhamos um coeficiente de incidência de 657 casos por 100.000 habitantes, em 1997 caiu para 141, uma queda muito grande. Outro momento importante e que não tivemos acesso foram os anos de 1989, 1990 e 1991, período pós os primeiros casos de Aids no município de Santos.

49

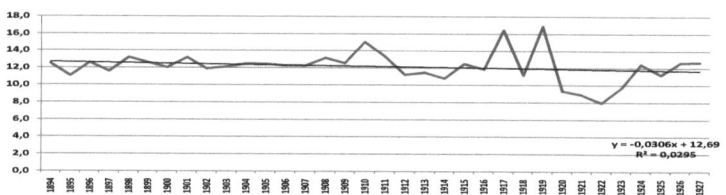

Gráfico 8: Letalidade por Tuberculose no Município de Santos no período de 1894 a 1927 - Série Histórica.

Neste período que seria um primeiro período do estudo da letalidade temos pequenas variações, tendo um pico maior em 1910, 1917 e 1919, uma queda acentuada em 1922 e mantendo-se constante por volta de 12% no restante dos anos. O que chamamos de segundo período, foi um longo tempo em que não tínhamos os casos de incidência de 1959 a 1997, assim verificamos a seguir nosso terceiro período.

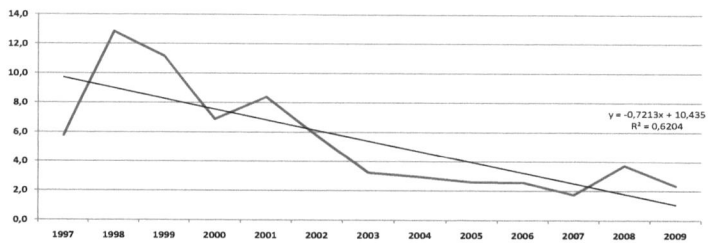

Gráfico 9: Letalidade por Tuberculose no Município de Santos no período de 1997 a 2009 - Série Histórica.

50

Neste gráfico o que nos chama a atenção é a pouca letalidade que difere dos outros momentos que permaneceram por volta dos 12% e que neste 3º período chega a cair em menos de 2%. Tivemos este impacto grande na letalidade a partir de 1998 com a busca ativa de comunicantes e com a implantação da estratégia DOTS, a taxa de abandono começou a declinar, caindo de 14% para 12% no período de 1998-2004, podendo também ter contribuído para o aumento no percentual de sintomático respiratório (SR) já que um dos cinco pilares da estratégia DOTS propõe a detecção de caso através da baciloscopia de escarro (PAMPLONA apud VILLA; RUFFINO NETTO, 2009).

Gráfico 10: Relação entre Mortalidade e Letalidade por Tuberculose no município de Santos (1854-2010).

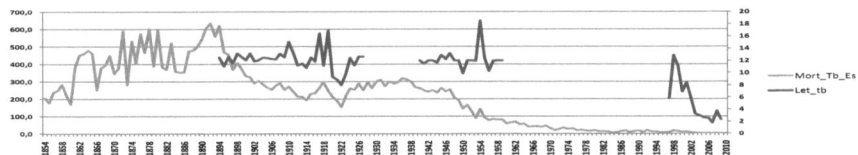

No primeiro período a letalidade não foi calculada porque não tínhamos o número de casos. No segundo e terceiro período a letalidade vai permanecer praticamente constante, quase linear, o que não ocorre com a mortalidade que, mesmo sofrendo uma queda intensa do 2º para o 3º período, não altera a letalidade que permanece em torno dos 12%.

Gráfico 11: Relação entre Mortalidade e Letalidade por Tuberculose no município de Santos e regressão linear (1854 – 2010).

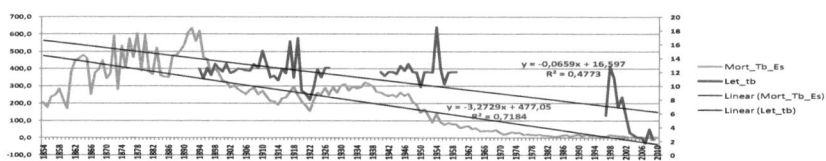

Neste gráfico percebemos uma regressão linear bem acentuada, uma regressão negativa nas duas retas, sendoa letalidade bem menor que a mortalidade.

Gráfico 12: Relação entre Incidência e Letalidade por Tuberculose no município de Santos (1854-2010).

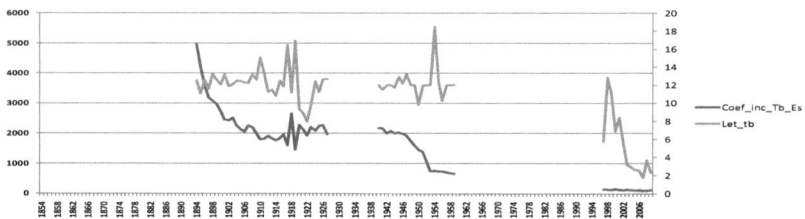

Em relação a incidência, como já dissemos, faltam períodos para completar, mas no geral há uma queda significativa em relação a letalidade como mostra o gráfico acima que apresenta uma incidência de 5000 caindo para 500 casos por 100 mil habitantes. No período de 1894 e 1927 a queda é acentuada. Após 1940, com a introdução da quimioterapia, a queda foi maior ainda. De 1997 a2009 a incidência caiu também mas não tão expressiva como nos outros períodos, quase não se percebe a queda neste momento. E a letalidade permanece com pequenas alterações diminuindo sua porcentagem a partir de 1998.

Gráfico 13: Relação entre Incidência e Letalidade por Tuberculose no município de Santos e regressão linear (1854-2010).

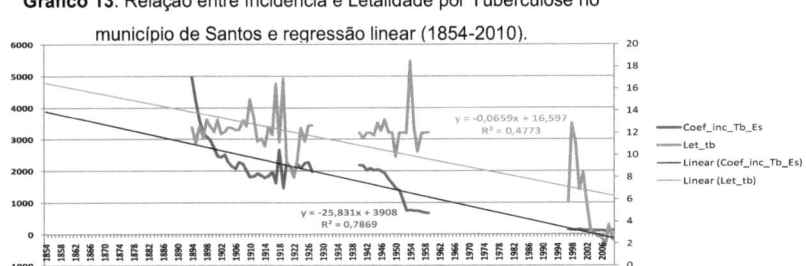

A incidência e a letalidade caminham relativamente juntas, apesar da incidência ter tido uma queda bem maior e rápida que a letalidade, as duas vinham em uma regressão linear paralela.

Após a Constituição de 1988 onde foi instituído o Sistema Único de Saúde (SUS), com a aprovação da Lei Orgânica de Saúde nº 8080 de 19 de Setembro de 1990 (BRASIL, 1997), que regularizou princípios e diretrizes do SUS e com os programas de saúde que foram implantados para reorganizar a Atenção Básica, a maioria dos casos de tuberculose pôde ser tratada em ambulatórios gerais, unidades básicas de saúde, com as equipes de saúde da família garantindo o acesso a recursos mais complexos de diagnóstico e tratamento e com a orientação adequada à população, isso possibilitou a queda tanto da letalidade quanto da incidência após este período.

Tabela 5: Coeficiente de Incidência de Tuberculose, população* no período de 1894-2009.

DATA	Pop_Estimada	Coef_Inc_Tb	DATA	Pop_Estimada	Coef_Inc_Tb
1894	27963	10636	1927	121306	2512
1895	31701	10298	1940	165568	2180
1896	35438	9837	1941	169367	2217
1897	39176	9565	1942	173167	2105
1898	42914	10144	1943	176966	2215
1899	46651	10621	1944	180766	1962
1900	50389	2734	1945	184565	2092
1901	53357	2605	1946	188364	1940
1902	56324	2723	1947	192164	1908
1903	59292	2957	1948	195963	1754
1904	62259	2798	1949	199763	1641
1905	65227	2762	1950	203562	1464
1906	68194	2786	1951	209884	1421
1907	71162	3194	1952	216207	1135
1908	74129	3247	1953	222529	816
1909	77097	3065	1954	228851	853
1910	80064	2863	1955	235174	855
1911	83032	2990	1956	241496	677
1912	85999	3255	1957	247818	663
1913	88967	1841	1958	254140	648
1914	90567	1802	1959	260463	657
1915	92166	1902	1997	417667	141
1916	93766	2062	1998	417770	132
1917	95365	1608	1999	417872	131
1918	97959	2734	2000	417975	146
1919	100553	1545	2001	418020	128
1920	103147	2460	2002	418064	121
1921	105741	2357	2003	418109	126
1922	108336	2195	2004	418154	122
1923	110930	2568	2005	418199	111
1924	113524	2484	2006	418243	111
1925	116118	2741	2007	418288	96
1926	118712	2829	2008	418778	96
			2009	419267	122

* Em vermelho população obtida por censos IBGE, em azul censos não IBGE e preto estimativa

Apesar de não obtermos o número exato de casos, pudemos calcular uma estimativa do coeficiente de incidência onde apresentamos na tabela acima resultados que caracterizam este período estudado.

4 CONCLUSÃO

A análise da mortalidade no período estudado permitiu traçar nitidamente três períodos; 1º período entre 1854 e 1894 ascensão, coincidente com grande desenvolvimento portuário e de exportação associado a grandes epidemias locais; 2º período entre 1895 e 1947, relativa estabilidade, período relacionado a medidas higieno-dietéticas, com muito pouca repercussão na mortalidade; terceiro período 1948 e 2010, com introdução da quimioterapia específica, e redução acentuada do número de casos; que sofre uma pequena inflexão positiva, com o surgimento dos casos de Aids no município a partir da década de 1980.

Não se refere à Incidência apesar de intensa pesquisa, diversos anos não conseguimos resgatar estes dados o que torna difícil uma análise mais detalhada, porém nota-se nitidamente uma queda progressiva com relativa estabilização nas 2 últimas décadas o que torna necessário medidas de maior impacto para baixarmos mais este índice.

A letalidade também apesar de falta de dados, e prejuízo na sua avaliação, chama atenção o fato de permanecer relativamente estável praticamente durante um século, o que em partes justifica a elevada prevalência em nosso município; isto é, mantivemos uma população que apesar de infectada, bacilífera (eliminando o Bk no escarro), morre pouco em torno de 12%.

Um estudo de série histórica infelizmente muitas vezes acaba sendo limitada pela disponibilidade dos dados. Em vários momentos não conseguimos encontrar dados importantes para completar o estudo, mas estamos trabalhando inclusive em um projeto maior intitulado: "A Tuberculose através dos séculos; série histórica para a

Incidência, Mortalidade e Letalidade no município de Santos, São Paulo, Brasil, 1854-2010". Portanto, essa pesquisa não para após o término deste trabalho.

O que procuramos entender, mesmo tendo encontrados números aceitáveis, é que a tuberculose nunca foi erradicada nem eliminada e dificilmente deixará de ser uma preocupação dentro do município de Santos e em âmbito nacional.

REFERÊNCIAS

AGUIAR, Maria Celeste Soares. **Doenças transmissíveis**. 3ª ed. São Paulo: Martinari. 2009.

ALBUQUERQUE, Maria de Fátima Militão; LEITÃO, Clésio Cordeiro de Sá; CAMPELO, Antonio Roberto Leite; SOUZA, Wayner Vieira de; Salustiano, Ana. **Fatores prognósticos para o desfecho do tratamento da tuberculose pulmonar em Recife, Pernambuco, Brasil**. Rev Panam SaludPublic2001; 9: 368-74.

ÁLVARO, Guilherme. **A campanha sanitária de Santos - Suas causas e seus efeitos**. Edição do Serviço Sanitário do Estado de São Paulo/Casa Duprat. 188p. São Paulo. 1919. Disponível em http://www.novomilenio.inf.br/santos/h0353.htm. Acesso em 12 de julho 2010.

ANDRADE, Wilma Therezinha; FRIGÉRIO, Angela Maria.; OLIVEIRA, Yza Fava – **Santos - um encontro com a história e geografia**. Ed. Universitária Leopoldianum, 1992.

ANTUNES, José Leopoldo Ferreira; WALDMAN, Eliseu Alves; MORAES, Mirtes de. **A tuberculose através do século: ícones canônicos e signos do combate à enfermidade.**Ciênc. Saúde coletiva, vol.5, n.2, pp. 367-379, 2000.

ARCÊNCIO, Ricardo Alexandre. **A Acessibilidade do Doente ao Tratamento da Tuberculose no Município de Ribeirão Preto**. 2008. Tese de Doutorado.

BARRETO AMW, CAMPOS CED. **Microbactérias "não tuberculosas" no Brasil.**BolPneumolSanit2000; 8(1): 23-32.

BIERRENBACH, Ana Luiza; GOMES, Adriana B. F.; NORONHA, Elza F.; SOUZA, M. de F. Marinho de. **Incidência da tuberculose e taxa de cura, Brasil, 2000 a 2004**. Revista de Saúde Pública, n. 41 (supl. 1), p.24-33, 2007.

BRASIL. Ministério da Saúde. Fundação Nacional da Saúde. Centro de Referência Prof. Hélio Fraga. Sociedade Brasileira de Pneumologia e Tisiologia. **Controle da Tuberculose: uma proposta de integração ensino-serviço**. 5ª ed. Rio de Janeiro. 2002a.

_____. Secretaria de Vigilância em Saúde. **Doenças infecciosas e parasitárias: guia de bolso.** 5ª ed. Brasília: Ministério da Saúde. 2005.

_____. Portaria conjunta, de 29.06.1999: Cria tabelas de serviço e classificação do SIS/SUS, para o serviço de atenção à tuberculose e sua classificação. Diário Oficial da União, Brasília (DF), 30 jun. 1999.

BRUNNER & SUDDARTH. **Tratado de enfermagem médico cirúrgico.** 10ª ed. Rio de Janeiro: Guanabara-Koogan, 2005. Vol. 3.

BUCHILLET, Dominique; GAZIN, Pierre. **A situação da tuberculose na população indígena do alto rio Negro (Estado do Amazonas, Brasil).**Cad. Saúde Pública, vol. 14, n. 1, p.181-185,1998.

CAMPOS, O. **Contribuição para o planejamento da luta antituberculose no Brasil.** Tese de doutorado. Faculdadede Higiene e Saúde Pública, Universidadede São Paulo. 289pp. 1965.

CARVALHO, DM. **Grandes sistemas nacionais de informação em saúde: revisão e discussão da situação atual.**InfEpidemiol SUS 1997; 6(4): 7-46.

CARVALHO, RRP. **Participação do Hospital do Servidor Público Estadual "Francisco Morato de Oliveira" no programa de controle da tuberculose, durante o período de 19982 a 1986.** São Paulo; 1990. Dissertação de mestrado – Faculdade de Saúde Pública da Universidade de São Paulo.

Centro de Controle de Doenças. Informe TB, São Paulo; 2002. (1):1-6.

Centers for Disease Control and Prevention. Tuberculosis elimination revised: obstacles, opportunities and a renewed commitment. MMWR Morb Mortal Wkly Rep 1999; 48-RR9.*

Centro de Vigilância Epidemiológica. **Divisão de Imunização Vacinação de rotina doses aplicadas e cobertura vacinal em menores de 1 ano e com 1 ano de idade estado de São Paulo - série histórica - 1974 a 1998.** São Paulo; 2002b. Disponível em <http://www.cve.saude.sp.gov.br/ htm/Imu_sh.htm>Acesso em 16 abr. de 2011.

_____. Divisão de Imunização Manual de imunização. São Paulo; 2000.

_____. Divisão de Tuberculose no Estado de São Paulo. Total de casos notificados no Estado. São Paulo; 2002. Disponível em <http://www.cve.saude.sp.gov.br/htm/tb99.htm>Acesso em 16 abr. de 2011.

_____. Divisão de Tuberculose. Recomendação para redução do risco de transmissão em serviço de saúde. São Paulo: 1998.

CHAIMOWICZ, Flávio. Age Transition of Tuberculosis Incidence and Mortality in Brazil. Rev. Saúde Pública; 35(10):81-7, 2001.

CHALHOUB, S. **Cidade Febril**. São Paulo: Companhia das Letras, 1996.

CHEADE, Maria de Fátima Meinberg. **Evolução Clínica da Tuberculose em Pacientes Infectados por HIV em Campo Grande MS, 2003-2005**. Tese de Doutorado. Campo Grande, 2007.

COELHO, Danieli Maria Matias et al. Perfil epidemiológico da tuberculose no Município de Teresina-PI, no período de 1999 a 2005. **Epidemiol. Serv. Saúde**, Brasília, v. 19, n. 1, mar. 2010.

COELHO. Andrea Gobetti Vieira et al. Características da tuberculose pulmonar em área hiperendêmica: município de Santos (SP).**J. bras. pneumol.**, vol. 35, n.10, 2009.

COHEN R, MUZAFFAR S, CAPELLA J, AZAR H, CHINIKAMWALA M. The validity of classic symptoms and chest radiographic configuration in predicting pulmonary tuberculosis. **ClinInvest**, 1999; 2:420-3.

DEHEINZELIN D, TAKAGAKI TY, SARTORI AMC, LEITE OHM, AMATO Neto V, CARVALHO CRR. Fatores preditivos de abandono de tratamento por pacientes com tuberculose.**RevHospClinFacMed** São Paulo 1996, 51:131-5.

_____. Demografia – Ainda não batemos os 500 mil. Almanaque de Santos. Ano 1 – No 1 – pg. 106-7.

DIEVLER, A.; PAPPAS, G. Implications of social class and race for urban public health policy making: a case study of HIV/AIDS and TB policy in Washington, **SocSci Med**1999; 48:1095-102.

FERNANDES, Tania (org.) **Memória da tuberculose: acervo de depoimentos.** Rio de Janeiro, Fundação Oswaldo Cruz/Casa Oswaldo Cruz, 1993.

_____. **Sol e Trevas: História Sociais da Tuberculose Brasileira.** Rio de Janeiro, Fundação Oswaldo Cruz/Casa Oswaldo Cruz, 2004.

FIGUEIREDO, RCPS. **Estudo da utilização do método bacteriológico no diagnóstico da tuberculose pulmonar no município de Taubaté - São Paulo, 1993-94.**São Paulo; 1996. Dissertação de Mestrado – Faculdade de Saúde Pública da Universidade de São Paulo.

GILL, Lorena. **Um mal de século: tuberculose, tuberculosos e políticas de saúde em Pelotas (RS) 1890-1930.** Porto Alegre, 2004. Tese de Doutorado em História, Pontifícia Universidade Católica do Rio Grande do Sul.

GONÇALVES, Helen. **A tuberculose ao longo dos tempos. História, Ciências, Saúde – Manguinhos.** Rio de Janeiro, v. 7, n. 2, p. 305-327, 2000.

GUIMARÃES, Reinaldo **Determinação social e doença endêmica: o caso da tuberculose. Em Epidemiologia 1: textos de apoio.** Rio de Janeiro, Abrasco/Ensp, pp. 211-33. (1990)

GUSMÃO Filho, F. A. R.; MARQUES, H. H. S.; MARQUES-DIAS, M. J.; RAMOS, S. R. T. S. Tuberculose no sistema nervoso central em crianças. **ArqNeuropsiquiatr** 2001; 59:71-6.

HIJJAR, M. A., GERHARDT. G., TEIXEIRA, G. M., PROCÓPIO, M. J. Retrospecto da Tuberculose no Brasil.Rio de Janeiro:**Rev Saúde Pública** 2007; 41(Supl.1):50-58.

KRISTSKI, A. L. Organização Mundial de Saúde. **Tb/HIV: manual clínico para o Brasil.**Brasilia. OMS; 1996.

KWONG, J. S.; CARIGNAN, S.; KANG, E.; MÜLLER, N. L.; FILZGERALD, J. M. **Miliary tuberculosis diagnostic accuracy of chest radiography.** Chest1996; 110: 339-42.

LEVIN, A. S. S. (coord.) **Tuberculose: padronização de condutas.** São Paulo: HC-FMUSP; 2000.

61

LIRA, L. O. **Informação em saúde: conceitos e perspectivas**. São Paulo; 2001. Apostila do curso de Sistemas de informação em saúde – Faculdade de Saúde Pública da Universidade de São Paulo.

Ministério da Saúde. **Manual de normas para controle da tuberculose**. Brasília (DF); 1979.

_____. Secretaria da Vigilância em Saúde. **Programa Nacional de Controle de Tuberculose**. Brasília: MS, 2004.

_____. **Coordenador da Rede de Tuberculose fala sobre os rumos da pesquisa**. 2002a. Disponível em: <http://www.mct.gov.br/textos/>Acesso em 16 abr. de 2011.

_____. **Guia de vigilância epidemológica**. Brasília (DF); 1998a; cap.3, p.1-18.

_____. **Manual de baciloscopia da tuberculose**. Brasília (DF); 1998b.

_____. **Manual técnico para controle da tuberculose**. Brasília (DF); 2002b. (Cadernos de Atenção Básica, 6).

_____. **Municípios prioritários para tuberculose**. 2002c Disponível em <http://www.saude.gov.br/sps/areastecnicas/329MUNICIPIOS.xls>Acesso em 16 abr. de 2011.

_____. **Norma Operacional Básica do Sistema Único de Saúde/NOB-SUS 96**. Brasília (DF); 1997.

_____. **Programa de Agente Comunitário de Saúde**. 2001. Brasília (DF); 2001.

_____. **Programa de Controle da Tuberculose**. 2002a. Disponível em <htpp://www.saude.gov.br/sps/areastecnicas/atps.htm>Acesso em 16 abr. de 2011.

OKAMURA, Mirna Namie. **Perfil Epidemiológico dos Pacientes Com Tuberculose Atendidos em um Hospital Geral Universitário, 1999-2001**. Dissertação apresentada à Faculdade de Saúde Pública da Universidade de São Paulo, para obtenção do título de Mestre em Saúde Pública. Área de concentração: Epidemiologia. São Paulo 2003.

MEDRONHO, A. R. **Geoprocessamento e saúde: uma nova abordagem do espaço no processo saúde doença.** Rio de Janeiro: Fundação Oswaldo Cruz, 1995.

MONTENEGRO, Tulo H. **Tuberculose e literatura: notas de pesquisa.** Rio de Janeiro, Casa do Livro. 1949.

MURAI, H.C. Aids. **Drogas de abuso e o perfil epidemiológico da tuberculose no Município de Itajai.** Estado de Santa Catarina Tese de Doutorado. São Paulo\USP. 2001.

NATAL, S.; VALENTE, J.; GERHARDT, G.; PENNA, M. L. Modelo de predição para o abandono de tratamento da tuberculose pulmonar. **BolPneunolSanit**1999; 7:65-72 – Ministério da Saúde Manual de normas para controle da tuberculose. Brasília (DF); 1995.

NOGUEIRA, PA. **Internações por tuberculose no Estado de São Paulo 1984-1997.** São Paulo; 2001. Tese de livre-docência da Faculdade de Saúde Pública da Universidade de São Paulo.

OLIVEIRA, H. M. V.; RUFFINO-NETTO, A.; VASCONCELLOS, G.; DIAS, A. M. O. Situação epidemiológica da tuberculose infantil no Município do Rio de Janeiro. **Cad Saúde Publica**; 1996, 12:507-13.

OLIVER C. Manifestation pulmonares de la tuberculose chez l'enfant.**RevMalanoRespir**1997 Suppl 5: 60-71.

Organização Mundial de Saúde. **Global TuberculosisControl.** WHO Report 1999 (on-line). Disponível em: <http://www.who.into/gtb/publications/index.htm>Acesso em 16 abr. de 2011.

_____. **Classificação estatística internacional de doenças e problemas relacionados à saúde: CID 10.**São Paulo: EDUSP; 1994.

PAIVA, A. M.; CARNEÚBA Jr, D.; SANTANA, J. J.; GUIMARÃES, M.; ARAÚJO, M. H.; SANTOS, T. P. Impacto das ações implantadas no programa de controle da tuberculose no Hospital Universitário – UFAL sobre as taxas de abandono de tratamento. **BolPneumolSanit**1999; 7(1): 43-50.

PAMPLONA, Y. A. P., **Desafios da Estratégia DOTS no Enfrentamento da Tuberculose na Região Central de Santos**. São Paulo; 2011. Dissertação de Mestrado – Universidade Católica de Santos.

PICON PD, RIZZON CF, OTT WP. **Tuberculose: epidemiologia, diagnóstico e tratamento em clínica e saúde pública.** Rio de Janeiro: Medsi; 1993.

PINTO, Rosa Maria Ferreiro. **Cortiços na Cidade de Santos: Avaliação das Condições de Vida e Saúde em Micro Espaço Urbano.** Relatório Técnico-Científico de Pesquisa. Doc. Mimeo. Santos, fevereiro de 2008.

ROSEMBERG, José. Tuberculose - Aspectos históricos, realidades, seu romantismo e transculturação. **Bol. Pneumol. Sanit.**, Rio de Janeiro, v. 7, n. 2, dez. 1999. Disponível em <http://scielo.iec.pa.gov.br/scielo.php?script=sci_arttext&pid=S0103-460X1999000200002&lng=pt&nrm=iso>. Acesso em 17 jul. 2011.

ROSEN, George. **Da polícia médica à medicina social: ensaios sobre a história da assistência médica.** Rio de Janeiro, Graal. 1980.

ROSSETTI, M. L. R.; VALIN, A. R. M.; SILVA, M. S. N.; RODRIGUES, V. S. Tuberculose resistente: revisão molecular. **Rev. Saúde Pública**2002, 36: 525-32.

RUFFINO NETTO, A.Carga da Tuberculose. **Jornal Brasileiro de Pneumologia**, São Paulo, v. 30, n°. 4, p. 307-309, 2004.

_____. Tuberculose: a calamidade negligenciada. **Revista Sociedade Brasileira de Medicina**. 2002: 35(1):51-58.

SANTOS. M. L. S. G.; VEDRAMINI, S. H. F.; GAZETA C. E. et al. Pobreza: caracterização socioeconômica da tuberculose. São Paulo. **Revista Latino-Americana de Enfermagem**, nr. 15 (especial), set/out. 2007. Disponível em: <http:/WWW.scielo.br/pdf/riae/v15nsp/pt_07.pdf>. Acessado em: 29 fev. 2008.

SCHECHTER, Mauro; MARANGONI, Denise. **Doenças infecciosas: conduta diagnóstica.** RJ: Guanabara-Koogan, 1998.

SCHOUT D. **Núcleos hospitalares de vigilância epidemiológica: a experiência no Estado de São Paulo.** São Paulo; 1998. Dissertação de Mestrado – Faculdade de Medicina da Universidade de São Paulo.

Secretaria de Estado da Saúde. Coordenadoria de Controle de Doenças. Centro de Vigilância epidemiológica Prof. Alexandre Vranjac. Tuberculose no Estado de São Paulo: indicadores de Morbimortalidade e Indicadores de Desempenho. Bol. Epidemiológico Paulista. 2006; 3 (supl.4): S7-S37.

SEVERO, N. P. F.; LEITE, C. Q. F.; CAPELA, M. V.; SIMÕES, M. J. da Silva. Características clínico-demográficas de pacientes hospitalizados em tuberculose no Brasil, no período de 1994 a 2004. **Jornal Brasileiro de Pneumologia**. V. 33, n. 5, São Paulo, set/out. 2007.

SHEPPARD, D. de S. **A literatura médica brasileira sobre a peste branca: 1870-1940**. História, Ciências, Saúde – Manguinhos. Vol.III(I): 172-92, mar-jun. 2001.

SILVA, Ana Consuelo Alves da. **Dores do Corpo e Dores da Alma – o Estigma da Tuberculose entre Homens e Mulheres Acometidos**. 2009. Tese de Doutorado.

SILVEIRA A. **Programa ambiental**[online]. Disponível em <URL:http://www. aultimaarcadenoe.com.br/brasil.htm> Acesso em 16 abr. 2011.

Sistema Estadual de Análise de dados. **Perfil do Município de São Paulo**. Disponível em <http://www.seade. gov.br/perfil/index.html> Acesso em 16 abr. 2011.

SNIDER, Jr. DE, RAVIGLIONE M, Kochi A. **Global burden of tuberculosis**. In: Bloom BR, editor. Tuberculosis: pathogenesis, protection and control. Washington (DC): ASM Press; 1994. p. 3-11. Souza GRM, Afrânio LK, Cavalcanti MG, Bethlem N. Tuberculose em hospital geral. J Pneumol1985; 11: 214-8.

SOUZA, R. N. L. **Avaliação da prevalência de infecção por Mycobacterirumtuberculosisentre os profissionais de saúde do hospital das clínicas da faculdade de medicina da universidade de São Paulo**. São Paulo; 1999.

TARANTINO, Afonso B. **Doenças Pulmonares**. 4ª ed. Rio de Janeiro: Guanabara Koogam 1997.

TEIXEIRA, M. G.; PENNA, G. O.; RISI, J. B.; PENNA, M. L.; ALVIN, M. F.; MORAES, J. C.; LUNA, E. Seleção das doenças de notificação compulsória: critérios e recomendações para as três esferas de governo. **InfEpidemiol SUS**1998; 7(1): 7-28.

VERONESI, R.; FOCACCIA, R. **Tratado de infectologia**. 3ª ed. São Paulo: Ed. Atheneu; 2005. p. 1139-1206.

VILLA, T. C. S.; RUFFINO-NETTO, A. Questionário para avaliação de desempenho de serviços de atenção básica no controle da TB no Brasil. **J BrasPneumol**. 2009; 35(6):610-612.

WATANABE, A. **O perfil epidemiológico dos casos de tuberculose notificados em hospital terciário e sua relação com a organização do Sistema de Saúde. Ribeirão Preto – São Paulo.**Ribeirão Preto; 1999. Tese de doutorado – Faculdade de Medicina de Ribeirão Preto da Universidade de São Paulo.

WENZEL, R. P. The hospital epidemiologist: practical ideas. **InfectControlHospEpidemiol**1995; 16: 166-9.

GLOSSÁRIO

Baciloscopia: É o exame básico para diagnóstico bacteriológico da tuberculose. (MINISTÉRIO DA SAÚDE, 1998a).

Caso novo: É o doente de tuberculose que nunca usou ou usou menos de um mês drogas antituberculosas. (Ministério da Saúde, 1998a). Também pacientes com tratamento anterior e cura há mais de 5 anos (MINISTÉRIO DA SAÚDE, 2002d). Para o banco de dados os pacientes que não tem essa informação também foram classificados como caso novo.

Caso confirmado: Pessoa de quem foi isolado e identificado o agente etiológico ou de quem foram obtidas outras evidências epidemiológicas e/ou laboratoriais da presença do agente etiológico. (MINISTÉRIO DA SAÚDE, 1998a).

Coeficiente de Incidência: Constitui medida de risco de doença ou agravo, fundamentalmente nos estudos da etiologia de doenças agudas e crônicas. É a razão entre o número de casos novos de uma doença que ocorre em uma coletividade, em um intervalo de tempo determinado, e a população exposta ao risco de adquirir referida doença no mesmo período, multiplicando-se por potência de 10, que é a base referencial da população. (MINISTÉRIO DA SAÚDE, 1998a).

Coeficiente de Letalidade: É a razão, geralmente expressa sob a forma de percentagem, entre o número de pessoas que morreram em conseqüência de uma doença e as que apresentaram a referida doença. O termo se emprega, comumente, com referência a um surto epidêmico específico de doença aguda em que todos os casos foram acompanhados durante um período de tempo apropriado, de modo a incluir todos os óbitos atribuídos à doença em apreço. O coeficiente de letalidade é distinto do coeficiente de mortalidade. (MINISTÉRIO DA SAÚDE, 1998a).

Coeficiente de Mortalidade: É a medida de freqüência de óbitos em uma determinada população, durante um intervalo de tempo específico. Ao se incluir os óbitos por todas as causas tem-se a taxa de mortalidade geral. Caso se incluam somente óbitos por determinada causa, tem-se a taxa de mortalidade específica. (MINISTÉRIO DA SAÚDE, 1998a).

DOTS (Tratamento Supervisionado): Define como a observação direta da tomada de medicamento para tuberculose pelo menos uma vez por semana durante o primeiro mês de tratamento, aliado a vontade política, aquisição e distribuição regular de medicamentos, regular sistema de informação.

Notificação: Consiste nas informações periódicas do registro de doenças de notificação compulsória, obtida por meio de todas as fontes notificadoras. (MINISTÉRIO DA SAÚDE, 1998a).

Recidiva: Reaparecimento do processo mórbido após sua cura aparente. (MINISTÉRIO DA SAÚDE, 1998a).

Regressão Linear: É um método para se estimar o valor esperadode uma variável y, dados os valores de algumas outras variáveis x.

Retratamento: Tratamento prescrito para o doente já tratado por 30 dias ou mais, que venha a necessitar de novo tratamento por falência, recidiva ou retorno após abandono. (MINISTÉRIO DA SAÚDE, 1998a).

Tuberculose ativa: O indivíduo infectado pelo *M. tuberculosis* que apresenta evolução da doença.

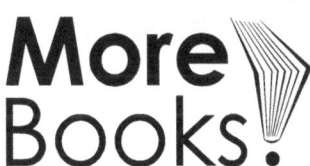
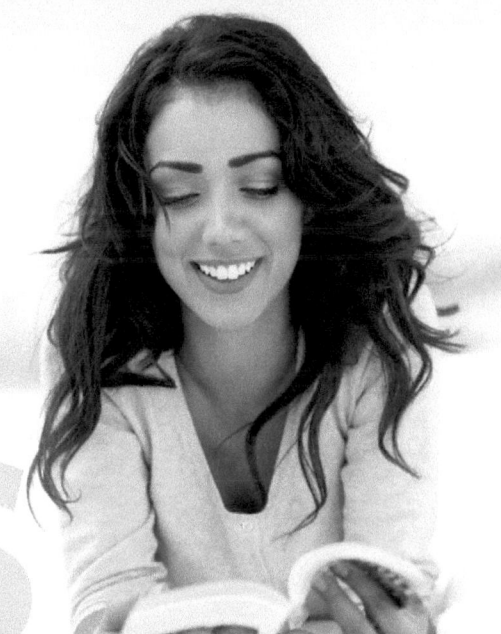
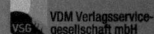

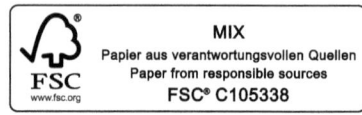
Printed by Books on Demand GmbH, Norderstedt / Germany